꼬물꼬물 옹알옹알

행.복.교.감

베이비사인

■ 일러두기

1. 이 책은 출산으로 지친 산모의 건강을 생각하여 눈의 피로도를 줄이는 미색 종이를 사용하였으며, 일반 단행본에 비해 글씨 크기와 자간, 행간 등을 넉넉하게 하였습니다.

2. 아기의 상태나 상황에 따라 내용을 쉽고 빠르게 찾아볼 수 있도록 책 뒤편에 인덱스를 실었습니다.

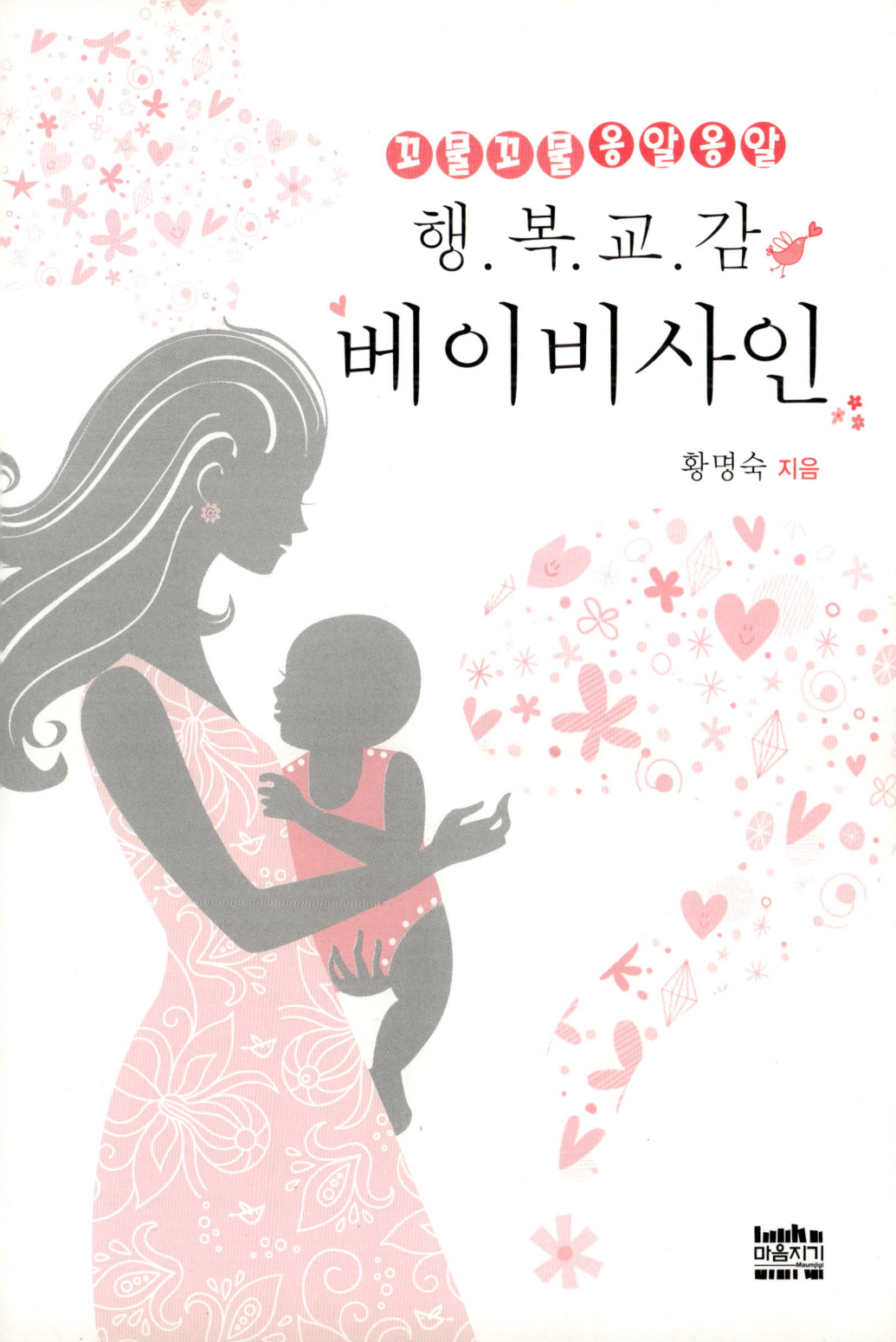

꼬물꼬물 옹알옹알

행.복.교.감 베이비사인

황명숙 지음

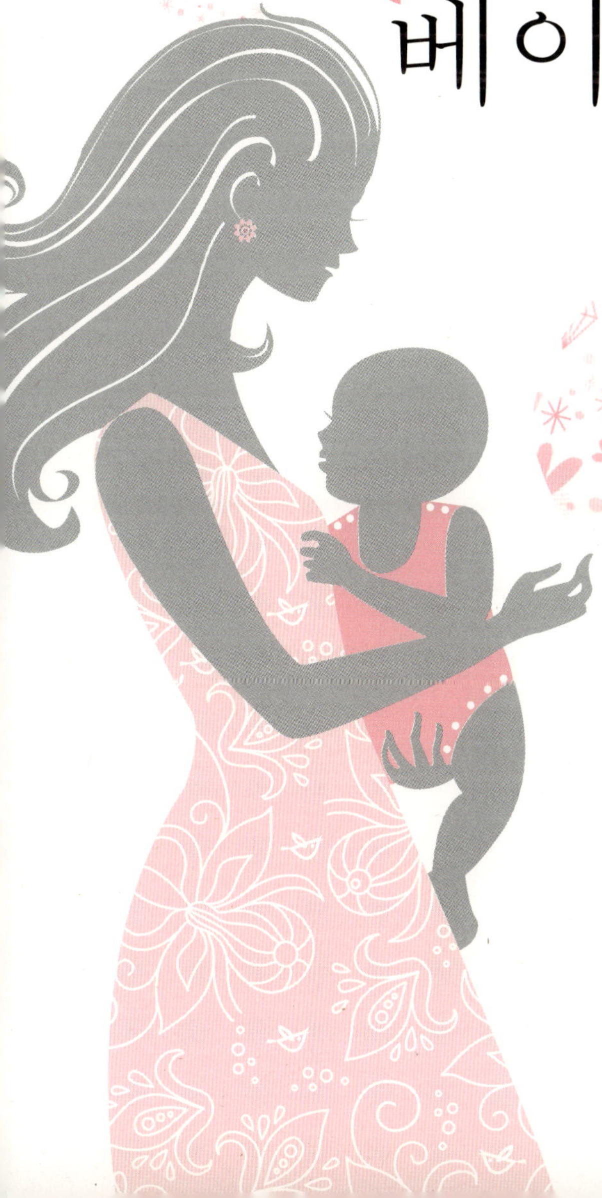

마음지기
Maumjigi

추천사

언제나 밝고 맑고 명랑한 황명숙 원장님이 자신의 오랜 경험과 노하우를 담은 『꼬물꼬물 옹알옹알 행복 교감 베이비사인』을 출간했다. 황명숙 원장님은 모유 & 육아 전문가로 함께 일해 온 10년 지기로 한국오케타니협회 회장단으로서 희로애락喜怒哀樂을 함께했고, 중국 사업도 같이했기에 늘 가까이에서 지켜볼 수 있었다.

언제나 시원시원하게 일 처리가 확실한 원장님! 그런데 이번 책을 출간하는 데는 참으로 오랜 시간이 걸렸다. 쓰고 지우고 또다시 쓰고……. 신중에 신중을 기하면서 아기가 엄마에게 보내는 다양한 사인을 기록하고, 그 사인을 엄마가 쉽게 알아챌 수 있도록 여러 사례를 통해 내용을 정리하였다. 또한 아기들마다 표현 방법이 모두 다르다는 것을 감안해 엄마가 내 아기에 맞게 체크하고 기록할 수 있는 체크 리스트를 부록으로 수록한 것도 돋보인다. 이렇듯 세심하면서도 참으로 힘겨운 작업 끝에 드디어 귀한 책이 완성되었다.

아기가 엄마에게 보내는 의미 있는 사인, 그리고 그 사인을 해석할 수 있게 도와주는 이 책을 읽는 모든 엄마는 아기의 울음, 아기의 몸짓 하나에도 제각기 의미가 있음을 알게 될 것이다. 육아 초보 엄마들에게 『꼬물꼬물 옹알옹알 행복 교감 베이비사인』은 좋은 길잡이가 되어 줄 것을 바라 마지않는다.

이금재 | OK모유육아클럽 원장, 『두근두근 콩닥콩닥 가슴 벅찬 모유 수유』 저자

오랜 시간 모유 수유 전문가로 함께 일해 온 황명숙 원장님이 신생아 관리와 효과적인 모유 수유를 할 수 있는 방법에 대한 전문 서적인 『꼬물꼬물 옹알옹알 행복 교감 베이비사인』을 출간한다는 소식에 기쁨을 감출 수 없다. 오랜 시간 쌓아 온 해박한 지식과 전문적인 임상 경험을 통해 아기가 울음과 몸짓으로 표현하는 아기만의 의사소통 방식을 설명해 온 황 원장님이 아기의 요구에 엄마가 즉각적으로 반응할 수 있는 방법과 노하우를 한 권의 책으로 정리했다고 하니 정말 값진 과업이 아닐 수 없다.

내 아기가 이유 없이 울 때 엄마는 당황하게 되고 때로는 좌절하게 된다. 그렇기에 아기와 엄마의 의사소통을 돕는 『꼬물꼬물 옹알옹알 행복 교감 베이비사인』이야말로 엄마와 아기를 행복하게 해주는 열쇠라 할 수 있을 것이다.

출간을 앞두고 이렇게 주천사를 빌려 원장님께 전하고 싶은 말이 있다.

"모자보건사업의 중심에 서있는 황명숙 원장님, 언제나 지금처럼 그 자리에 굳건히 있어 주길 소망하며 이 사회를 빛내는 보석 같은 일에 계속해서 앞장서 줄 것을 기원합니다."

이인자 | 전 서울시 조산사협회 회장

클리닉을 찾는 산모들의 이야기에 늘 세심하게 귀 기울이고, 사소한 것 하나라도 놓치지 않고 관찰하는 황명숙 원장님. 산모와 아기를 위한 것이라면 어떤 일도 마다하지 않고 기쁜 마음으로 시도하는 황 원장님이 언젠가는 세상에 무언가를 터뜨릴 줄 나는 알고 있었다.

황 원장님이 아기들만의 표현 방식인 울음과 몸짓을 정리한 훌륭한 지침서 『꼬물꼬물 옹알옹알 행복 교감 베이비사인』을 출간한다는 것은 어찌 보면 당연한 일인지도 모른다. 항상 엄마와 아기 모두 즐겁고 행복한 모유 수유를 할 수 있도록 돕기 위해 힘쓰고 애쓰는 황 원장님의 수고를 『꼬물꼬물 옹알옹알 행복 교감 베이비사인』을 통해 다시금 느끼게 된다.

모쪼록 이 책을 통해 엄마와 아기 모두 행복한 소통을 할 수 있기를 바라며, 이 세상 그 무엇과도 바꿀 수 없는 가장 귀한 선물은 아기가 엄마 품에 있는 '지금 이 시간'임을 다시 한 번 느끼게 되길 소망한다.

한주미 | 숨쉬는모유육아상담실 원장

내가 아는 황명숙 원장님은 오로지 한 가지 생각만으로 외길을 걷고 있는 분이다. 황 원장님이 몸과 마음을 다해 집중하고 연구하는 그 생각은 바로 '어떻게 하면 산모들이 통증 없이 좋은 모유로 수유하며 아기와 잘 소통할 수 있을까' 하는 것이다.

그런 분이 자신의 오랜 연구와 경험을 정리해 『꼬물꼬물 옹알옹알 행복 교감 베이비사인』을 출간한다고 하니 같은 일을 하는 사람으로서 진심 어린 박수를 보낸다. 아기가 몸으로 하는 말을 읽고 그 뜻을 헤아리는 이 어렵고도 소중한 일에 황 원장님의 경험과 조언이 큰 도움이 되리라 확신한다. 좋은 책이 얼마나 사람의 생활을 변화시키고 그로 인해 삶이 풍요로워지는지 또한 믿어 의심치 않는다.

출산을 앞둔 예비 산모들이나 아기와의 소통에 어려움을 겪는 산모들이 『꼬물꼬물 옹알옹알 행복 교감 베이비사인』을 만나 행복한 육아로 거듭날 수 있기를 소망한다.

이남정 | 미래와희망 산후조리원 원장

존경하는 황명숙 원장님은 중국으로 무통 유방 관리 기술만을 전파한 것이 아니라 그 기술에 숨어 있는 모유 수유의 필요성과 모유가 가지고 있는 놀라운 힘도 함께 전해 주었다. 또한 황 원장님과 한통모유수유협회를 통해 함께한 많은 의료진의 우수한 기술과 품격은 중국 유에즈 시시 산후조리원연맹의 직원들과 상하이의 많은 산모에게, 더 나아가 중국의 산모들에게 큰 영향을 끼치고 있다.

중국 유에즈 시시 산후조리원연맹의 경영 이념은 '사랑을 창조하고 사랑을 이어 간다創造愛 傳遞愛'이다. 황 원장님과 여러 실력 있는 의료진들이 함께하는 한통모유수유협회의 이념 역시 '무통! 창통! 신통! 無痛 暢通 神通'인 만큼 황 원장님을 통한 활발한 중국 사업은 현재 중국의 산모들에게 큰 힘이 되어 주고 있다.

『꼬물꼬물 옹알옹알 행복 교감 베이비사인』에 담겨 있는 모든 내용은 한국과 중국은 물론, 전 세계의 산모와 아기들에게 공감과 소통을 이끌어 내줄 것이며 원활한 모유 수유에 기초가 되어 줄 것이다.

좌귀림(左贵林) | 중국 유에즈 시시(喜喜月子爱护机构) 그룹 회장

황명숙 원장님을 알게 된 지도 어느덧 8년째로 접어든다. 첫 아기를 출산한 후 산후조리원에서 퇴소하고 집으로 돌아온 날, 이상하게도 가슴이 아프기 시작했다. 처음에는 별일 아니라는 생각에 산후 도우미에게 유방 마사지를 맡겼다. 그런데 가슴이 점점 바윗덩어리처럼 딱딱하게 뭉치고 시간이 지날수록 통증이 심해져 나는 부랴부랴 지인의 소개를 받아 황 원장님을 찾아가게 되었다. 알고 보니 내 가슴은 잘못된 유방 마사지로 인해 오히려 양쪽 가슴에 염증이 퍼져 있었고 자칫 돌이킬 수 없는 상황으로까지 번질 수 있는 상황이었다.

다행히 황 원장님이 해주신 통곡 마사지를 통해 약을 먹거나 수술을 하지 않고도 다시 맛있는 모유를 아기에게 먹일 수 있게 되었다. 아직도 그때의 기억이 생생하다. 출산보다 더한 젖몸살과 유선염의 고통을.

그때 황 원장님이 우리 쪽쪽이아기 태명도 함께 데려오라고 해서 젖을 먹이는 방법부터 수유하는 자세까지 모두 교정해 주며, 무엇보다 젖을 그냥 물리기만 하면 되는 것이 아니라 아기와 교감을 나누는 방법, 건강한 모유를 먹이는 방법까지 자세하게 알려 주었던 것이 지금도 고마움으로 남아 있다. 눈맞춤eye contact과 함께 아기의 울음과 몸짓이 무

엇을 말하는지 알 수 있는 노하우도 깨닫게 해주었기에 나는 사랑하는 내 아기에게 질 좋은 모유로 완모할 수가 있었다. 소젖, 양젖이 아무리 영양분이 골고루 들어 있다 해도 내 배 속에서 열 달을 함께한 내 아기에게 엄마의 모유보다 더 좋은 선물은 없다는 것도 황 원장님을 통해 알게 되었다.

그런데 이 모든 내용을 한 권에 담아 『꼬물꼬물 옹알옹알 행복 교감 베이비사인』을 출간한다니 진심으로 기쁜 마음을 전한다. 이 책을 통해 도움을 받을 예비 엄마들은 말 그대로 복 받은 엄마들이다.

"황 원장님, 『꼬물꼬물 옹알옹알 행복 교감 베이비사인』 출간을 진심으로 축하드려요. 둘째 때도 꼭 부탁드려요."

홍정아Amber | 하스야 요가 강사

'엄마.'

쉽게 얻어지는 이름인 줄 알았습니다. 내 어머니가 했고, 할머니가 했고, 여자라면 통과 의례처럼 저절로 되는 것일 줄 알았습니다. 하지만 출산한 지 한 달 만에 충분치 않은 모유, 부족한 잠, 해만 떨어지면 이유 없이 울어 대는 아기로 인해 몸과 마음은 지쳐 갔고, '내가 엄마로서 부족한 것은 아닐까?' 자책하기도 했습니다.

그 무렵 황명숙 원장님을 만나게 되었습니다. 유선염으로 고생이 심해 단유할 생각으로 찾아간 클리닉에서 황 원장님은 의외로 저에게 모유량이 충분하다며 완모를 권유하셨습니다. 그리고 모유도 먹고 분유까지 먹으니 아기가 과식을 하게 되어 저녁마다 배가 아파 우는 것이라며, 나도 몰랐던 내 아기의 속사정을 자세히 설명해 주셨습니다.

놀라움을 금치 못하는 저에게 황 원장님은 베이비사인의 중요성에 대해서도 이야기해 주셨습니다. '베이비사인? 그런 게 정말 있다고?' 하며 속으로 갸우뚱했지만, '그래도 원장님을 믿고 한번 해보자!' 마음 먹고 아기가 보내는 사인을 읽어 내기 위한 시도를 쉬지 않고 했습니다. 그랬더니 정말로 얼마 지나지 않아 저는 제 아기가 보내는 베이비사인을 이해할 수 있게 되었고, 그 후로 지금까지 성공적으로 모유 수유를 할 수 있게 되었습니다. 10개월째에 접어든 아기는 감사하게도 또래보다 크고 건강하게 자라고 있습니다. 지금 생각해 보면 베이비사인을 이해하지 못한 채 무조건 먹여서 재울 생각만 했던 옛날이 아찔하게 느껴지기도 합니다.

자신감이 떨어지고 지쳐 있을 때 황 원장님을 만나게 된 건 그야말로 행운이었습니다. 특히 친정, 시댁, 친척의 도움 없이 혼자서 육아를 담당해야 했던 저에게 황 원장님은 모유 수유뿐만 아니라 엄마가 되는 법, 아기를 이해하는 법까지 알려 주셨고, 친정엄마처럼 고민거리도 털어놓고 상담할 수 있는 상대가 되어 주셨습니다.

『꼬물꼬물 옹알옹알 행복 교감 베이비사인』을 읽는 독자 여러분들도 황 원장님의 세심한 조언을 듣고 당당한 엄마로서 행복한 육아를 이루기를 바랍니다.

강나연 | 산모

우선 황명숙 원장님의 책 출간을 진심으로 축하드립니다. 카리스마 넘치는 모유 수유 전문가이시면서 따뜻한 감성을 지닌, 마치 친정엄마 같은 황 원장님은 제가 두 아이를 키우는 동안 많은 의지가 되었습니다. 모유가 잘 나오지 않고, 여러 차례 유선염과 젖몸살로 고생할 때 황 원장님의 도움과 치료는 제게 말로 다 설명할 수 없는 큰 위로가 되었습니다. 무엇보다 울음이나 몸짓으로 의사 표현을 하는 아기와, 그런 아기가 무엇을 원하는지 모르는 초보 엄마와 의사소통을 할 수 있도록 베이비사인에 대해 알려 주신 것이 가장 큰 도움이 되었습니다.

시중에 나와 있는 육아 서적들을 보면 모범적인 사례들이 많지만 제 경우와 접목해 보았을 때는 딱 들어맞는 것이 없어 좌절한 적이 많았던 것이 사실입니다. 이제 황 원장님의 오랜 경험으로 쌓으신 일반적이면서도 현실에 꼭 필요한 육아 스킬을 담은 『꼬물꼬물 옹알옹알 행복 교감 베이비사인』을 책으로 만날 수 있게 된다니 벌써부터 흥분되고 기대가 됩니다.

이예경 | 산모

제가 황명숙 원장님을 처음 만난 것은 2008년 10월 첫째를 출산하고 난 후였습니다. 당시 황 원장님은 산후조리원 원장님이셨고, 제가 그 조리원에 입소하게 된 것이 인연이었습니다. 초산모들이 대부분 그러하듯 저 역시 아기에 대해서는 모르는 것투성이였습니다. 그중에서 가장 답답했던 것은 아기가 왜 우는지, 또 울 때는 어떻게 달래 주어야 하는지를 도무지 알 수 없을 때였습니다. 배고파서 우는 건지, 잠투정인지, 아니면 어디가 아픈 건지, 도대체 이 작은 생명체와 어떻게 대화를 해야 할지 알 수가 없었습니다.

그때 저는 황 원장님께 아기가 보내는 신호들을 하나둘씩 배우기 시작했습니다. 아기가 울면 먼저 체크해 보아야 할 부분들이 무엇인지, 심지어 속싸개 싸는 방법과 아기를 어떻게 안아야 하는지까지. 몇 시간이고 울고 보채던 아기는 황 원장님이 안아 올려 한두 마디 말을 건네면 신기할 정도로 금세 진정이 되곤 했으니까요. 그러면서 황 원장님은 아기가 어떠한 행동을 보이거나 울며 보챌 때 엄마가 해줄 수 있는 여러 가지 방법에 대해 알려 주면서, 무엇보다 베이비사인을 읽기 위한 노력을 게을리하지 말 것을 당부하셨습니다.

또한 제가 깊이 감사드리고 있는 부분은 바로 모유 수유에 관한 것입니다. 황 원장님은 무통 마사지법을 적용하여 많은 산모가 모유 수유에 성공할 수 있도록 이끌어 주셨습니다. 주위에서 많은 산모가 모유 수유에 대한 잘못된 상식과 자세 등으로 고통 받고 그로 인해 결국 모유 수유를 중단하는 경우를 적잖이 보아 왔습니다. 저 역시 젖양이 적어 모유 수유가 원활하지 않아 좌절하고 단유를 하고 싶은 마음까지 들곤 했지만 다행히 황 원장님께 지속적으로 조언을 받으면서 첫째를 완모할 수 있었습니다. 특히 밤늦은 시간에 모유 수유로 인해 고통스러운 젖몸살을 겪으며 여러 힘든 상황이 왔을 때에도 황 원장님께 전화를 드리면 항상 친절하게 상담에 응해 주시고 가장 빠른 방법으로 도움을 주시곤 했습니다. 그리고 마지막에 덧붙여 주시는 응원 한마디가 큰 힘이 되었습니다.

"엄마, 힘내요! 엄마는 잘할 수 있어요."

작년에 둘째를 출산하고 저는 첫째 때와 마찬가지로 또 한 번 황 원장님께 많은 도움을 받았습니다. 비록 첫째를 통해 경험했다고는 하지만 이미 6년 전의 경험은 기억도 잘 나지 않고, 생소한 느낌마저 들었거든요. 다시금 우리 둘째 아기와의 대화를 위한 황 원장님의 귀한 조언으로 가슴 벅찬 순간을 맞이하게 되었답니다.

황 원장님의 『꼬물꼬물 옹알옹알 행복 교감 베이비사인』의 출간을 다시 한 번 진심으로 축하드립니다. 간호사로서, 청렴한 소신으로 산후조리원을 운영했던 운영자로서, 또한 무통 마사지 전문가로서 황 원장님의 모든 노하우가 이 책에 고스란히 담겨 있습니다. 아기를 낳은 많은 산모, 특히 초산인 분들에게는 더욱 유용한 책이 될 것이라 믿어 의심치 않습니다. 이 책을 통해 제가 받았던 많은 도움을 독자분들도 경험하게 되시길 바랍니다.

김효영 | 산모

Contents

2부 우리 아기와의 첫 대화, 베이비사인

Part 3. 울음으로 말해요

Part 4. 몸으로 말해요

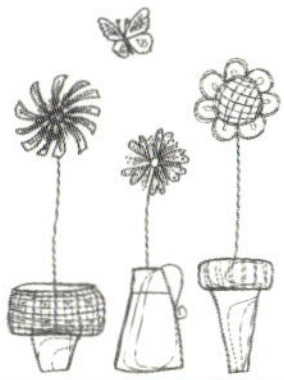

부록

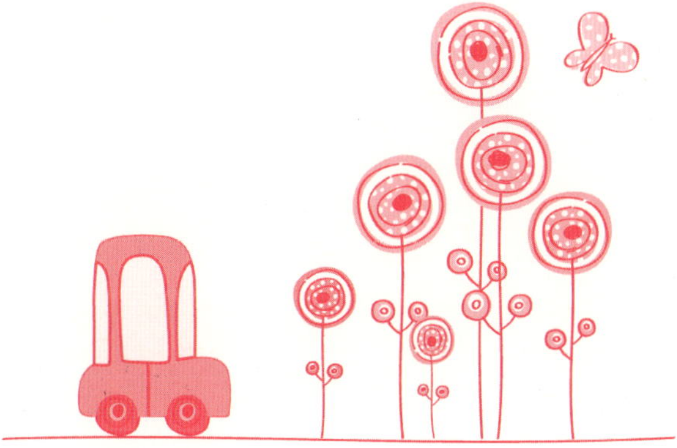

프롤로그

우리 아기와의 첫 대화가 시작되는 순간

'엄마'라는 말은 그저 듣기만 해도 눈물부터 고입니다. 하지만 어느덧 그 말보다 더 먼저 내 심장이 반응하고 한없이 마음 약해지는 말이 생겼지요. 그건 바로 '아기'라는 말이랍니다.

누구나 살면서 어려운 일을 만나기도 하고 그럴 때마다 나름의 지혜로 견뎌 내지만 '내 아기'가 이유 없이 울 때만큼은 어찌할 바를 몰라 머릿속이 하얘지면서 눈앞이 캄캄해지곤 합니다. 내 지식으로도, 내 진심으로도 아기에게 아무것도 해줄 수 없을 때 엄마는 그저 천하 없는 바보가 되는 것만 같습니다.

"아기가 울기만 하고 젖을 못 물어요.", "배가 고파 우는 건지, 배가 아파 우는 건지 모르겠어요.", "방금 젖을 먹었는데도 또 배고픈가 봐요. 제 젖양이 부족한 건가요?"

온갖 질문과 걱정을 안고 저희 클리닉을 방문한 엄마들을 보면 예전의 제 모습을 보는 것만 같아 마음 한편이 시리곤 합니다. 그 시절의 저도 이 엄마들처럼 아기와의 소통 문제에 답을 찾지 못해 얼마나 발을 동동 구르며 속이 까맣게 타들어 갔는지 모른답니다. 그때 저에게

도 이런 질문들에 답을 해줄 누군가가 있었다면 얼마나 좋았을까 하는 마음이 바로 이 책을 쓰게 된 이유라고 할 수 있습니다.

여성들의 교육 수준이 높아지면서 자연스럽게 결혼 연령도 높아지다 보니 아기를 낳는 산모들의 나이도 많아질 수밖에 없는 것이 지금의 현실입니다. 그런 만큼 내 아기만은 누구보다 최고로 키우고 싶은 욕심이 생기는 것은 충분히 짐작이 가고도 남습니다. 또 엄마라면 당연한 마음일 것입니다. 하지만 모두 알다시피 그건 그리 쉬운 일이 아닙니다. 아기를 접해 볼 기회조차 없는 환경에서 수십 년을 지내 오던 엄마가 갑자기 하루아침에 아기를 능숙하게 키울 수는 없으니까요. 요즘 엄마들이 최고의 출산과 육아를 위해 할 수 있는 일이라고는 인터넷에서 육아 정보를 찾고, 댓글 많고 좋은 후기가 남겨진 산후조리원을 택하는 것이 다일 것입니다.

그러나 엄마들에게 묻고 싶습니다. 정말로 최고의 시설과 전망 좋은 산모 방, 산모가 손 하나 까딱하지 않도록 최상의 서비스를 제공해 주는 산후조리원이면 만족하겠습니까? 산모에게 아기의 울음소리가 들리지 않도록 하여 최고의 휴식을 제공해 주는 간호사면 우리 아기를 맡길 수 있는 걸까요?

제가 산후조리원을 운영했을 당시 저는 저희 조리원에 오는 산모들에게 늘 말했습니다. "산후조리원에서 쉬다 가지 말고 고생하다 가세요"라고 말입니다. 아기가 엄마 냄새를 익히고, 엄마가 아기의 특징을 파악하기 위해서는 쉬는 게 아니라 훈련해야 합니다. 아기가 보내는 사인을 산후조리원 간호사가 아닌 엄마가 직접 알아들을 수 있어야 합니다.

내 아기를 가장 잘 키울 수 있는 최고의 방법은 처음 만나는 아기와 가슴으로 첫인사하고 내 아기의 손짓과 눈짓, 표정, 습관 등을 엄마가 옆에서 하나하나 지켜보고 기억하는 것입니다. 내 아기만의 습성을 이해하고 아기와 엄마의 역사를 쌓아 나가는 것입니다.

"한두 번은 펑펑 울어야 진짜 엄마가 된다"는 말이 있습니다. 제가 참 좋아하는 말이지만 그 수고로움과 고민의 시간을 누구보다 잘 알기에 한편으로는 마음 무거운 진리라는 것도 잘 압니다. 엄마가 되는 시간은 결코 쉽게 오지 않습니다. 그만큼 값진 것입니다. 이 값진 축복은 친정 엄마도, 실력 좋은 산후 도우미도, 시설 좋은 산후조리원도 대신해 줄 수가 없습니다.

이 책은 총 2부로 나누어져 있습니다. 먼저 1부에서는 산전 교육의 필요성과 좋은 산후조리원을 고르는 방법과 성공적인 모유 수유를 결정짓는 출산 후 일주일 동안 엄마가 알아야 할 것들을, 그리고 2부에서는 울음과 몸짓으로 자신의 의사를 표현하는 아기의 베이비사인을 본격적으로 다루었습니다.

엄마는 내 아기가 울음과 몸짓으로 하는 말을 직접 이해하고 기억하며 그 안에서 답을 찾아야 합니다. 내 아기만의 베이비사인을 익히는 그 소중한 시간을 결코 놓치지 마십시오. 그 순간이 바로 내 아기와의 첫 대화가 시작되는 순간입니다.

모유 수유 & 육아 전문가 **황 명 숙**

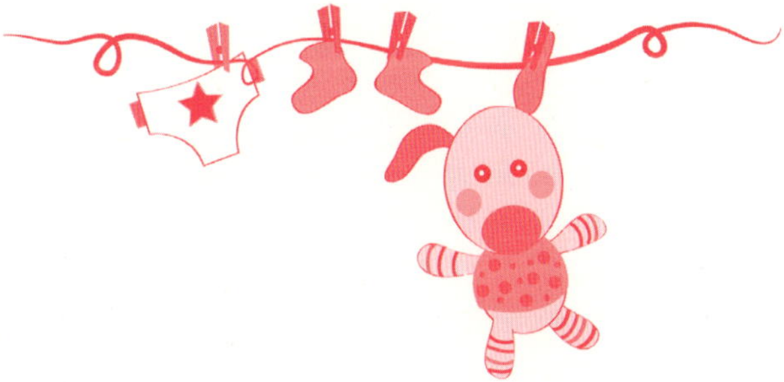

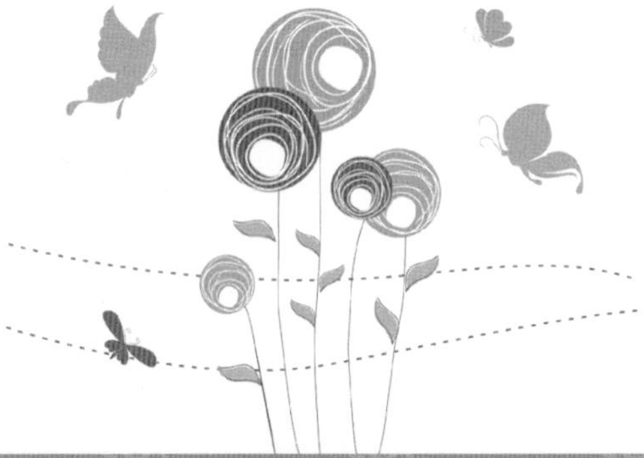

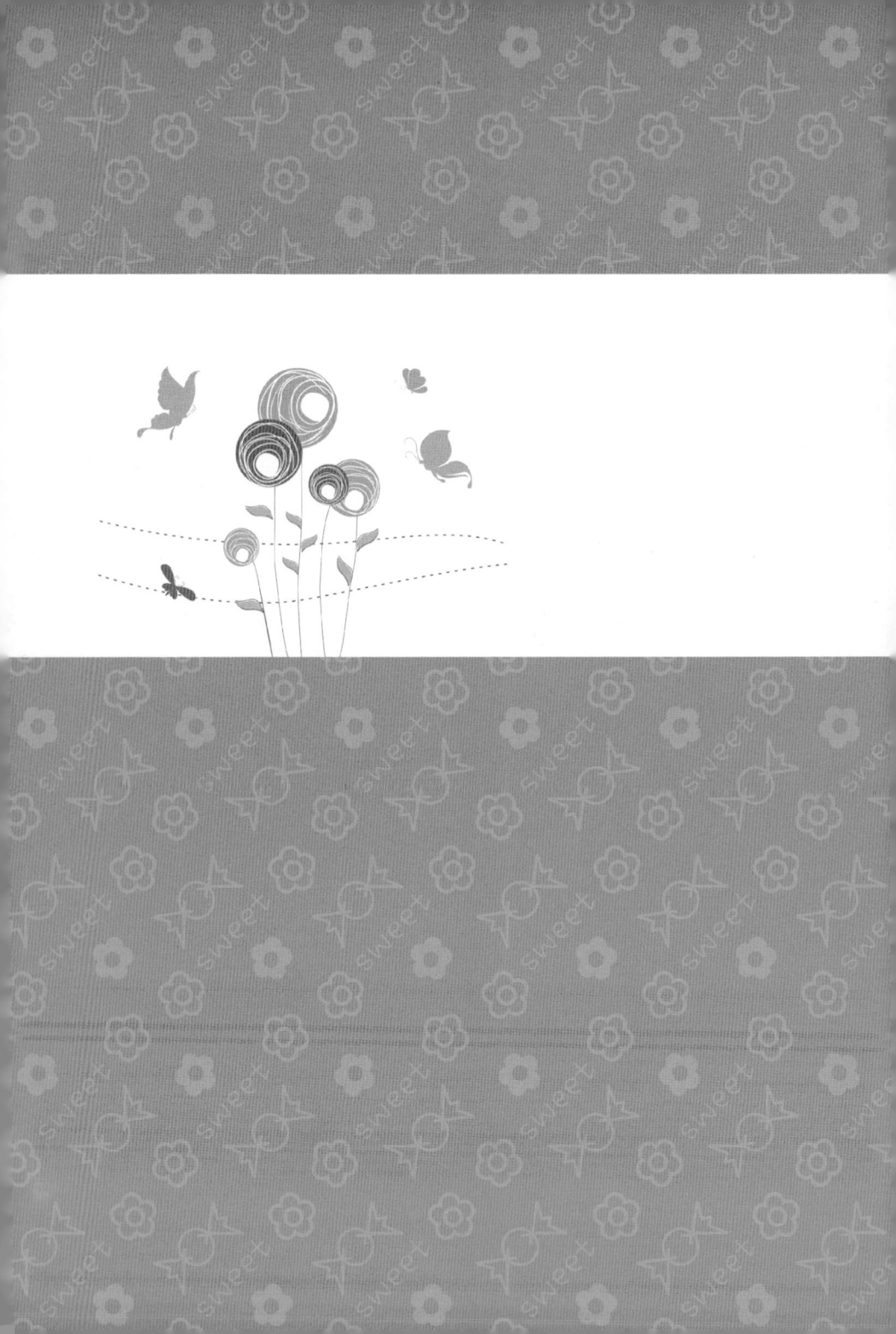

1부

출산 후 일주일이 모든 것을 결정한다

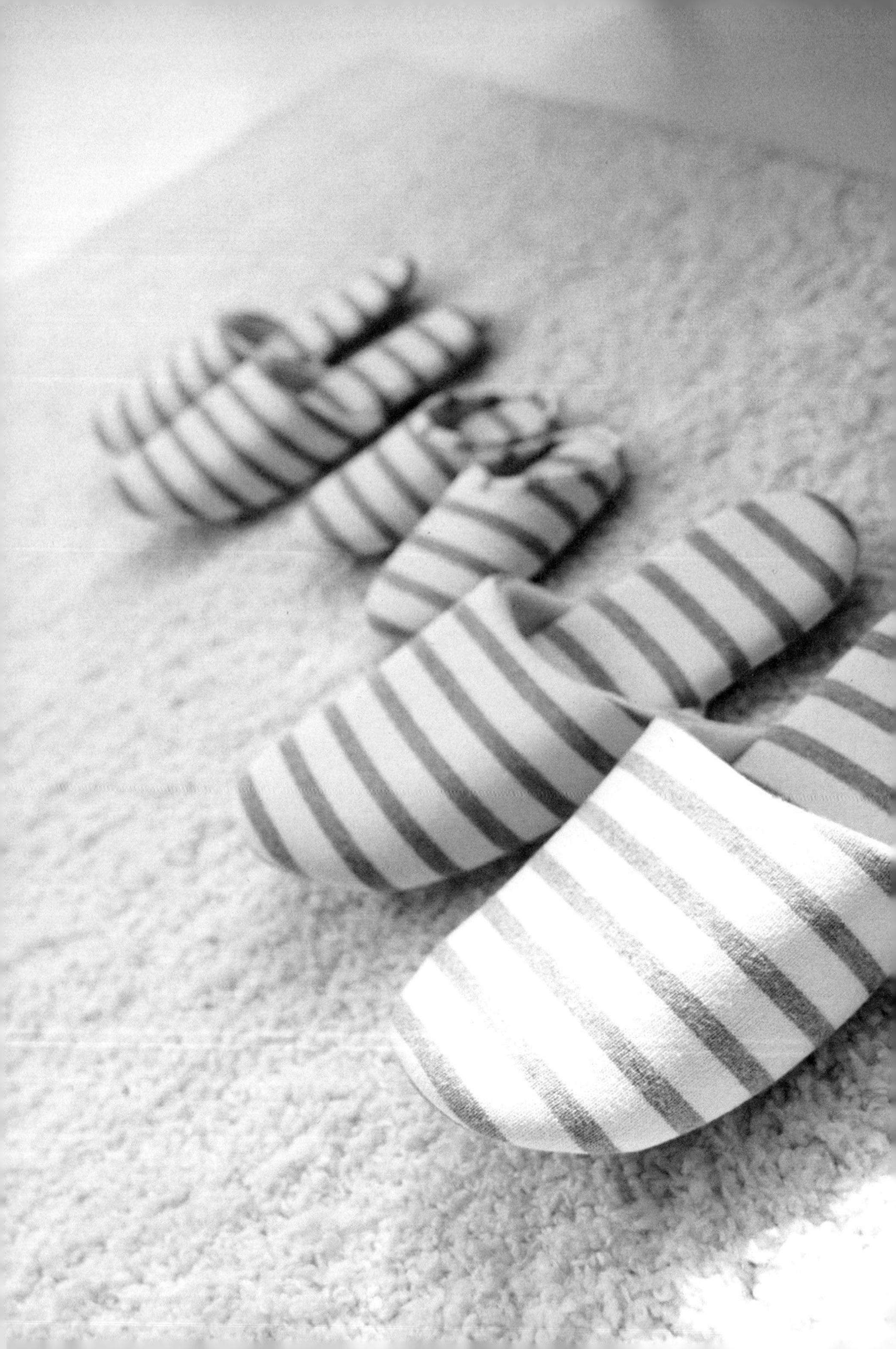

Part 1

출산 전,
엄마가 되는 시간

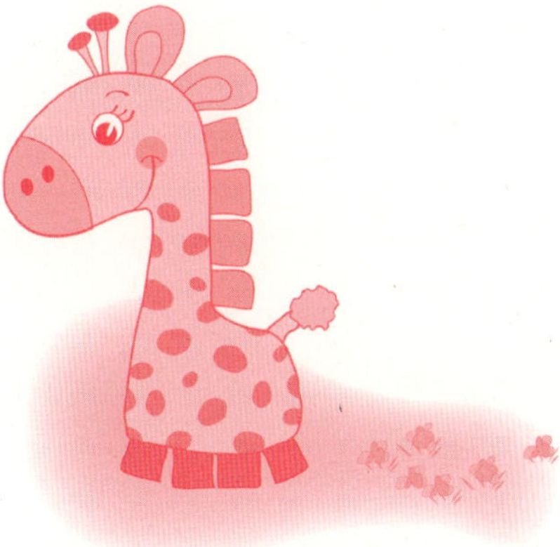

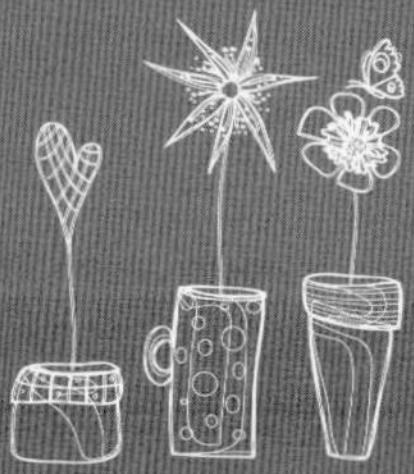

01. 이럴 줄 알았으면 산전 교육 받을걸

02. 전망 좋은 산모 방이 중요하지 않은 이유

01

이럴 줄 알았으면 산전 교육 받을걸

분만 예정일을 앞둔 예비 산모들, 특히 첫아이를 가진 예비 산모들을 보면 곧 엄마가 된다는 생각에 흥분과 설렘으로 가득 차있다. 그렇다면 아기를 낳기 전인 예비 산모들은 아직 '엄마'가 아닌 걸까?

분만 예정일 하루 전에 우리 클리닉을 찾아온 한 예비 산모는 나의 이런 질문에 여러 가지 생각을 들게 했다. 30대 중반의 초산 워킹맘인 이 예비 산모는 제왕절개로 아기를 낳으러 가는 길에 출산 후 유방 관리를 예약하기 위해 클리닉에 잠깐 들른 것이었다. 모유 수유는 꼭 할 거라고 말하는 이 예비 산모는 얼마 전까지만 해도 '모유 수유 클리닉'이라는 게 있다는 사실도 몰랐다고 했다.

"그럼 산모님은 산전 교육을 어디서 받았는데요?"

"산전 교육이요? 그런 거 꼭 받아야 돼요? 필요성을 별로 모르겠던데요."

어깨를 으쓱하며 고개를 가로젓는 예비 산모를 보니 나도 모르게 걱정스러운 마음이 앞섰다. 이런 예비 산모일수록 자신의 몸 상태에 대해 무지하고, 바쁘다는 핑계로 또 몸을 쉬어 주면 될 것이라는 생각으로 자기 몸을 거의 방치하듯 지내 왔을 확률이 높기 때문이다.

"일단 가슴 상태 좀 볼까요?"

걱정스러운 마음에 다짜고짜 예비 산모의 가슴을 살펴보니 아니나 다를까 내가 예상한 대로였다.

"편평 유두네. 이 정도면 아기가 엄마 젖 물기 힘들 텐데, 알고 있어요?"

몰라도 이렇게 모를까 싶은 심정에 안타깝게 바라보자 예비 산모는 놀라서 토끼 눈을 하고 나를 바라보았다.

"편평 유두요? 그게 뭔데요, 원장님……."

"내일 아기 낳을 사람이 여태껏 그것도 모르면 어떡해. 모유 수유 하겠다면서 자기 가슴이 어떻게 생겼는지 관심도 없었어요?"

놀라서 말문이 막힌 예비 산모를 보자니 나까지 마음이 먹먹해졌다. 자신의 가슴 상태가 어떤지 알지도 못한 채 그저 남들이 하는 것처럼 자신도 쉽게 모유 수유를 하게 될 줄로만 알았던 이 예비 산모는 아기를 간절히 원하고 사랑하면서도 정작 아기나 육아에 대해서는 따로 시간을 내어 공부하지 않는 요즘 엄마들 중 한 사람이었다. 게다가 요즘 엄마들의 더 큰 문제는 출산과 육아에 대한 사전 지식이나 교육이 미흡한 것은 물론이고 주변의 잘못된 정보를 그대로 받아들이며 쌓아 간다는 것이었다.

옛날 우리의 어머니들도 산전 교육을 받았을까?

교육 수준이 높고 가진 지식이 많다고 해서 육아에 대한 이해나 학습이 빠른 것은 결코 아니다. 단적인 예를 들어 보자. 옛날 우리의 어머니들은 지금처럼 육아에 관한 다양한 정보가 없이도 아기를 무탈하게 낳고 잘 키웠다. 그 시대의 어머니들에게 과연 산전 교육이 있었을까? 방법은 다르지만 그 시대의 산모들에게도 산전 교육은 있었다. 살아 있는 육아의 현장, 대가족이라는 가족 구성 자체가 바로 그것이다. 엄마가, 이모가, 또는 언니가 아기를 낳고 키우는 모습을 옆에서 보고 자라면서 어릴 때부터 자연스럽게 육아에 동참하게 된 것이다. 그렇다 보니 실제로 자신이 어른이 되어 아기를 낳을 때는 이미 유경험자로써의 마음가짐으로 초보 엄마가 아닌 프로 엄마가 될 수 있었던 것이다.

그러나 현대 사회에 살면서 옛 문화 방식에 맞추어 아기를 키우는 것은 실제론 불가능하다. 시대가 변했으니 방법도 변해야 한다. 그러므로 핵가족이 주를 이루는 현대 사회에서 예비 엄마들은 우선 기회가 있을 때마다 육아 연습을 해보는 것이 중요하다. 주위 친구나 친척이 아기를 낳았을 때 스스럼없이 아기를 안아 보라. 눈으로 보는 것과 실제로 만져 보고 안아서 핸들링해 보는 것은 엄청난 차이가 있다. 그 경험의 차이만큼 엄마가 되면서 겪는 시행착오의 시간을 단축할 수 있다.

육아의 첫 단추를 제대로 끼우는 엄마

앞에서 말한 예비 산모의 경우는 정말로 안타까운 경우였다. 자신이 편평 유두인 것을 진작 알고 전문 클리닉을 찾아 산전 유방관리를 받았더라면 이처럼 준비 안 된 상태로 아기를 맞이하지는 않았을 텐데 말이다. 엄마가 되는 시간 동안 아기를 맞이할 준비를 하지 않았기에 즐겁게 시작해야만 하는 육아의 첫 단추를 잘못 끼우게 된 것이다.

아기를 낳기 전에는 물론 엄마가 아니다. 하지만 내 아기에게 최고의 환경을 만들어 주고 아기가 몸으로 하는 이야기를 가장 먼저 들어주는 엄마가 되고 싶다면, 아기가 세상에 나오기 전부터 이미 엄마가 될 준비를 하고 있어야 한다.

엄마는 마음만으로 될 수 있는 것이 아니다. 교육이 필요하고 사전 준비가 있어야 한다. '나만 아기 낳는 것도 아닌데 유난스럽게 굴기 싫어' 또는 '남들 하는 대로 하면 되겠지' 하는 마음으로 아기를 기다려서는 안 된다. 준비되지 않은 엄마일수록 육아에 대한 아름다운 상상만을 하고 있다가 막상 아기가 태어나고 전쟁과 같은 육아가 시작되면 '이럴 줄 알았으면 산전 교육 받을걸' 하고 후회하게 된다.

엄마들은 대부분 아기들이 태어나자마자 엄마 젖을 알아서 딱 물고 바로 쪽쪽 빠는 행복한 상상을 하곤 한다. 하지만 이것은 이루어질 수 없는 상상이며 잘못된 생각이다. 갓 태어난 아기들은 대부분 엄마 젖을 바로 찾아 물지 못한다. 엄마의 유두가 정상적이라 해도 엄마가 아기를 안는 자세, 아기의 구강 구조, 아기의 개인적인 특성 등에 따라 모유 수유의 성공 여부, 더 나아가 아기와 엄마의 소통 여부가 결정되기 때문이다. 산전 교육이 중요한 이유가 바로 여기에 있다.

물론 산전 교육을 받는다고 해서 모유 수유를 식은 죽 먹기로 할 수 있는 것은 아니다. 아기와 호흡을 맞추는 것이 저절로 척척 이루어지는 것도 아니다. 하지만 무엇이든 먼저 알고 그 일에 들어서면 용기가 생기고 방책이 생기기 마련이듯, 산전 교육을 받은 예비 산모들은 육아라는 무겁고 큰 선물을 받을 준비가 이미 되었다고 볼 수 있는 것이다. 앞에서 말한 예비 산모와 같이 편평 유두나 함몰 유두인 경우에는 산전 교육을 통해 자신의 유방이 어떤 모양인지 미리 알고 유방 마사지와 유방 관리를 통해 아기가 물기 쉬운 최적의 유두와 유방 상태를 충분히 만들 수 있다.

또한 산전 교육은 분만에 대해 생물학적으로 이해하고 모유 수유, 아기 돌보는 요령 등의 다양한 정보와 함께 분만의 실제 상황을 미리 습득함으로써 분만에 대한 불안감을 최소화하는 효과도 기대할 수 있다.

여기에서 꼭 기억해야 할 것은 반드시 전문 클리닉이나 정규 간호사, 조산사를 통해 산전 교육을 받고 준비해야 한다는 것이다. 올바른 지식과 모성이 더해질 때 비로소 육아의 첫 단추를 제대로 끼우는 엄마가 될 수 있기 때문이다. 이것이 바로 아기는 물론 엄마와 아빠 모두 두려운 육아가 아닌 행복한 육아를 시작하기 위한 첫걸음이라 할 수 있다.

NOTE

:: 산전 유방 관리, 이렇게 받으세요!

1. 분만 예정일 2주 전에 관리받는 것이 좋다

산전 유방 마사지를 받는 과정에서 자궁 수축이 올 수 있기 때문에 너무 일찍 유방 관리를 받는 것은 좋지 않다.

2. 반드시 전문가가 운영하는 클리닉을 찾는다

일부 산후조리원에서 부설로 운영하는 유방 관리실이나 피부 마사지 숍 같은 곳에서 무료 또는 싼값으로 여러 차례 산전 유방 관리를 해주기도 하는데, 이런 곳은 전문 인력이 없을 확률이 높기 때문에 자칫하면 산모와 아기의 건강을 위태롭게 할 수 있다. 반드시 전문가가 운영하고 관리하는 클리닉을 찾도록 한다.

3. 출산 후 꼭 재교육을 받는다

산전 유방 관리 및 수유 자세 교육을 받은 경우 출산 후 퇴원한 날 아기와 함께 산전 교육을 받았던 클리닉에 들러 변화된 유방 상태와 몸 상태를 관리받고, 산전 교육을 받을 때 인형을 통해 실습했던 수유 자세를 아기에게 직접 수유해 보면서 자세 교정을 받도록 한다.

02

전망 좋은 산모 방이 중요하지 않은 이유

클리닉을 찾은 산모들에게 누누이 하는 말이 있다. "인생의 터닝 포인트는 결혼이 아니라 출산이다"라고. 돌이킬 수 없는 하나의 단계를 완전히 넘는 것, 누군가의 보호와 지시를 받는 입장에서 이제는 누군가를 오롯이 책임지고 이끌어야 하는 어른이 되는 단계가 바로 출산이다. 그런데 이렇듯 중요한 인생의 터닝 포인트를 넘을 장소를 고를 때, 예비 산모들은 과연 제대로 된 기준을 가지고 있을까? 그 기능과 의미에 대해 고민하기보다는 화려하고 새것처럼 보이는 외향에만 신경 쓰고 있지는 않은가?

대부분의 예비 산모는 산후조리원을 선택할 때 시설을 가장 중요하게 여긴다. 산모 방도 큼직해야 하고 전망도 좋아야 하며 당연히 화장실도 딸려 있어야 한다. 그뿐만 아니라 남편이나 친정엄마가 와서 잘 침대도 편안해야 한다는 것이다. 하지만 산후조리원은 여행지에서 호텔을 고르듯 골라서는 안 된다. 내 아기가 처음으로 세상과 만날 장소, 내 아기가 숨을 쉴 장소, 아기와 함께 잠잘 장소를 고르는 것에 있어 앞에서 말한 선택 조건은 그다지 중요하지 않다.

산후조리원 고르는 기준이 달라져야 한다

산후조리원을 선택하는 데에 있어 가장 중요한 것은 조리원 운영자의 마인드이다. 물론 운영자가 전문성을 가졌는지, 어떤 방식으로 운영하는지에 대해서 예비 산모가 속속들이 알 수는 없는 노릇이다. 하지만 현재 우리나라 산후조리업 법령은 원한다면 누구나 산후조리원을 운영할 수 있게 되어 있다는 것에 주목할 필요가 있다. 쉽게 말하면 편의점 하던 사람도 산후조리원을 차릴 수 있고, 운송업을 하던 사람도 산후조리원을 운영할 수 있다는 뜻이다. 그렇다 보니 산후조리원이 우후죽순으로 난립하고 서로 저가 경쟁을 벌이는 과정에서 신생아 사고가 자꾸만 발생하자, 보건복지부에서는 뒤늦게 법을 추가 개설했다. 누구나 산후조리원 사업자를 낼 수 있되 신생아 7인당 정규 간호사 1인과 신생아 5인당 간호조무사 2인을 두도록 하고 매 근무 번마다 1인 이상의 정규 간호사가 상시 근무하도록 하는 것이다. 정부에서 획기적으로 법을 바꾸고 싶어도 이미 운영되고 있는 일반인 운영자들의 수가 너무 많다 보니 아무래도 현실적으로는 한계가 있을 수밖에 없다.

산후조리원이 가진 또 하나의 문제점은 바로 전문 간호사의 인력이 턱없이 부족하다는 사실이다. 산후조리원 간의 저가 경쟁으로 인해 운영이 점점 어려워져 전문 인력을 쓸 형편이 못 되는 곳이 많기 때문이다. 똑같은 간호복을 입고 똑같은 케어를 해주니 산모들이 볼 때는 모두 간호사인 줄 알지만, 사실 대부분의 산후조리원 내 정규직 전문 간호사의 수는 그리 많지 않다고 볼 수 있다. 보조 간호사가 대부분이고, 심한 경우 아무 교육도 받지 않은 일반인이 파트타임으로 일하는 곳도 적지 않다. 요즘에는 자칭 '육아 전문가'라고 하는 인력들이 연결돼 있는 산후조리원도 있지만, 신생아에게 분유 잘 먹이고 잘 재우면 그만이라는 식으로 반복적으로 일해 온 육아 도우미들이 태반이다. 이들은 대부분 그 어떤 전문적인 교육이나 자격증도 갖고 있지 않은 경우가 많다. 심지어 일부 사설 도우미 학원에서는 돈만 내면 자격증을 발급해 주는 곳도 있다고 한다.

좋은 산후조리원 고르는 요령

'산후조리원이란 산모와 아기의 건강을 책임지는 기관이다'라는 개념을 확실히 가진 운영자가 절실히 필요한 이유가 바로 여기에 있다. 이런 개념과 신념이 없이 그저 돈 벌기 위한 수단으로 조리원을 운영하는 운영자들로 인해 산후조리원은 점점 눈에 보기 좋은 곳, 마케팅을 잘하는 곳이 좋은 조리원인 것처럼 둔갑되고 있는 것이 현실이다. 물론 전문적이고 훌륭한 인력을 갖춘 산후조리원도 많이 있다. 하지만 이런 곳을 구별해 내기란 결코 쉽지 않다.

그렇다면 기본적인 개념과 신념을 갖춘 운영자가 운영하는 산후조리원은 어떤 곳일까?

첫째, 시끄러운 곳이 좋은 산후조리원이다. 이 말이 무슨 뜻일까? 간혹 어떤 산후조리원에 가보면 쥐 죽은 듯이 조용한 곳이 있다. 신생아실의 아기들이 누구 하나 깨어서 울지 않고 일제히 곤히 잠을 자고 있는 것이다. 아기들이 모두 곤히 잔다고 다 좋은 것이 아니라는 것을 염두에 두자. 이런 곳은 아기들에게 무조건 분유를 먹여 재우기만 하기 십상이기 때문이다. 부족한 인력 탓에 아기들을 한 명 한 명 돌보기가 쉽지 않으니, 시간도 되기 전에 아기들에게 분유를 먹여 자꾸 재우기만 하는 것이다. 즉 아기들이 여기저기서 우렁차게 잘 울고, 또 아기들이 울 때 간호사들이 익숙하게 반응하는 곳이 좋은 산후조리원이다.

둘째, 아기가 울 때 간호사들이 이것저것 살피면서 베이비사인을 체크하려는 곳을 택해야 한다. 같은 맥락으로, 아기가 울었다 하면 분유부터 먹이는 산후조리원에서는 아기의 베이비사인을 제대로 체크할 수가 없다. 아니, 이런 곳은 베이비사인을 체크할 시도조차 하지 않는 곳이다. 그런 곳에 내 아기를 맡겨서는 안 된다.

셋째, 모자 동실을 권하는 곳이 좋은 산후조리원이다. "저희 산후조리원에 들어오면 산모는 아무것도 하지 않고 충분히 쉴 수 있습니다"라고 말하는 곳은 가지 않는 것이 좋다. 아기는 신생아실에서 대부분의 시간을 보내고 엄마는 산모 방에서 휴식을 취하는 것은 산후조리원의 상업성이나 마케팅 전략 때문에 우리나라에 정착하게 된 현상일 뿐, 원래 아기는 엄마와 한 공간에서 먹고 자는 것이 가장 좋다. 최고의 서비스를 제공해 준다며 아기와 산모를 분리시켜 산모를 쉬게 해주는 곳보다는 아기와 엄마를 일찍부터 한 공간에 있게 해주면서 아기를 잘 돌봐주는 곳이 바로 육아에 대한 기본 신념을 갖춘 산후조리원이다.

넷째, 신생아실에서 아기들의 침대 사이의 간격이 넓은 곳이 좋은 산후조리원이다. 신생아는 면역력이 매우 약해서 작은 환경 요인으로도 발병할 수가 있는데, 만약 이때 신생아들의 침대와 침대 사이가 너무 가깝다면 한 아기의 발병으로 인해 신생아실 전체 아기들이 감염되는 것은 시간문제이기 때문이다. 유리창을 통해 신생아실 안을 미리 볼 수 있는 만큼 산후조리원을 선택할 때 이 부분을 반드시 고려해야 한다.

다섯째, 신생아실과 산모 방에 창문이 있는 산후조리원을 택해야 한다. 창문이 없이 완전히 밀폐되어 환기를 시킬 수 없는 환경에서는 바이러스의 생존율이 높을 수밖에 없어서 여러 가지 감염 문제를 초래할 수 있다. 따라서 산모 방은 물론이고 신생아실에 환기를 위한 창문이 있는 산후조리원을 선택하는 것이 좋다.

여섯째, 산모들이 서로 정보 교류를 할 수 있는 수유실이나 식당이 있는 곳이 좋은 산후조리원이다. 간혹 공동으로 사용하는 수유실이나 식당이 없이 각자 방에서 수유와 식사를 해결하도록 하는 산후조리원들이 있다. 산모의 휴식을 위해서라고는 하지만, 간혹 산모들끼리 대화를 나누며 의견을 모아 산후조리원에 단체로 불만을 제기하는 것을 차단하기 위한 방편으로 단체실을 만들지 않는 경우도 있다고 들었기 때문이다. 그러나 산모들이 함께 밥을 먹고 서로의 상태를 공유하면서 나누는 육아 정보와 교류만큼 현실적이고 알찬 정보는 없다. 그래서 반드시 산모들이 함께 쓸 수 있는 수유실이나 식당이 있는 산후조리원을 선택할 것을 권한다.

이 밖에도 산후조리원을 선택할 때 확인할 것들을 정리한 체크리스트45페이지를 참고하여 출산 전 산후조리원을 방문할 때 하나하나 체크해 보면 좋을 것이다.

산모가 조금 더 편하게 쉴 수 있는 서비스를 제공해 주는 산후조리원보다 산모를 엄마로 훈련해 주는 산후조리원이 내가 진짜 엄마가 되는 시간을 단축시켜 주는 곳임을 기억하자.

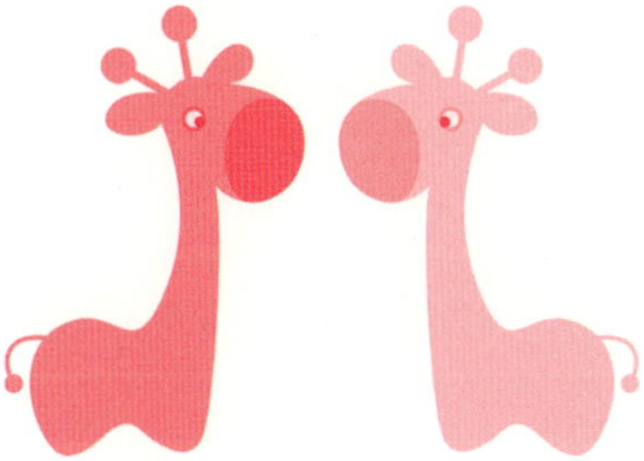

NOTE

:: 출산 전, 모유 수유를 위해 꼭 알아 두세요!

1. 출산 전에 자신의 유방에 대해 알아 두자

전문가를 통해 자신의 유두 상태를 체크하고 그에 맞는 수유 자세 등을 익히는 것이 중요하다. 단 며칠이라도 시간을 내어 전문가에게 산전 유방 관리를 받는 것이 가장 좋다.

2. 분유를 미리 사놓지 말자

모유 수유를 결심했다면 분유를 사놓지 않는 것이 좋다. 간혹 모유 수유에 실패했을 때를 대비하여 미리 준비해 두는 경우가 있는데, 분유를 미리 준비해 놓았을 경우 모유 수유에 한두 번만 실패해도 쉽게 분유를 먹이게 될 수 있기 때문이다. 분유가 정말 필요한 순간이 오게 된다 할지라도 그때 가서 구입해도 결코 늦지 않는다. 모유 수유에 몇 번 실패하더라도 포기하지 말고 계속해서 모유 수유를 시도하는 것이 좋다.

:: 좋은 산후조리원 고르는 법 **체크 리스트**

산후조리원을 방문할 때 하나하나 체크해 보세요.

√	체크 사항
	이미 다녀간 산모들의 입소문이 좋다.
	전문 의료인의사 또는 간호사이 운영한다.
	정규직 전문 간호사가 몇 명이 있는지 명시해 놓았다.
	신생아실에서 아기 울음소리가 들린다.
	모자 동실을 추천한다.
	신생아실에 아기 침대 사이의 간격이 넓다.
	신생아실에 환기를 위한 창문이 있다.
	산모들이 정보 교류를 할 수 있는 수유실이나 식당이 있다.
	산후조리원에 대한 불만 사항을 접수하는 곳이 있고 즉시 반영하여 시정하는 시스템으로 되어 있다.
	이불이나 유축기 등 산모와 아기 용품을 규칙적으로 소독한다.
	수유실이 신생아실 옆에 있어 수유 시 간호사들이 수유 지도를 해줄 수 있다.

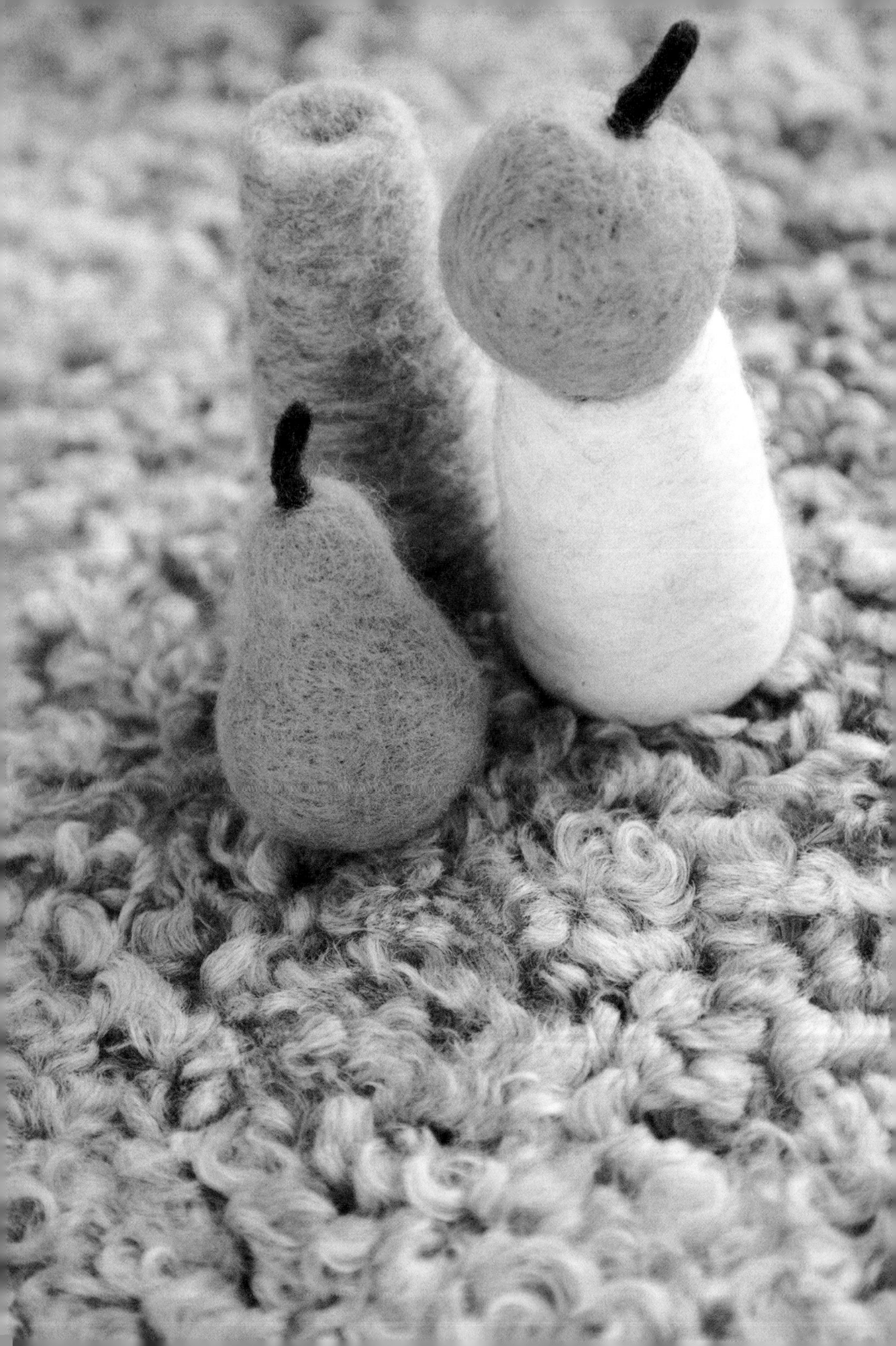

Part 2

엄마가 되는 첫 일주일

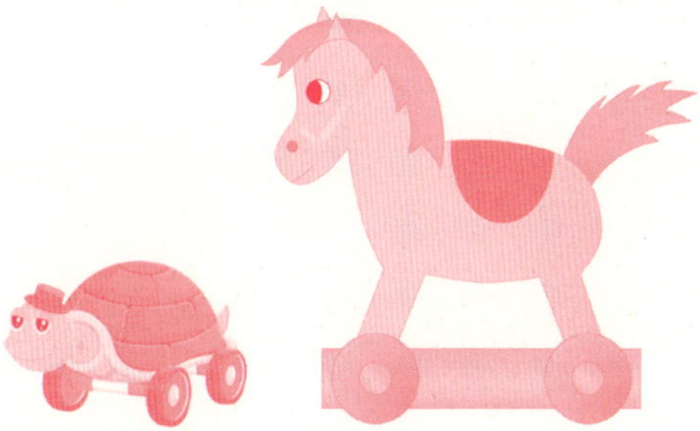

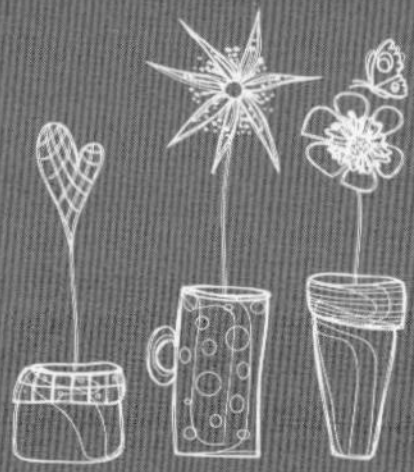

03

엄마와 아기의 경이로운 첫인사

"산모님, 수고하셨어요. 자, 이제 아기하고 인사하세요."

자연주의 출산법으로 태어난 유빈이는 거의 울지도 않는다. 간호사가 이제 막 태어난 유빈이를 엄마 가슴 위에 올려놓자 눈도 제대로 뜨지 못하는 아기가 이리저리 고개를 움직이고 꼬물꼬물 손을 움찔거려 엄마 가슴을 더듬거리기 시작한다. 태어나자마자 버둥거리며 낑낑대는 아기가 안쓰러워 번쩍 안아다 젖을 물려 달라고 할

법도 하건만 유빈 엄마는 이 모든 과정을 말없이 지켜보기만 했다. 엄마 몸 위에서 이리저리 헤매던 아기는 마침내 오로지 혼자 힘으로 엄마 젖을 찾아 입에 무는 데 성공했다.

"산모님, 이 순간을 평생 기억하세요."

유빈 엄마는 준비된 산모였다. 첫아이를 낳은 후 서른일곱이라는 적지 않은 나이에 둘째를 출산하면서도 일부러 자연주의 출산법을 택했다.

출산하자마자 아기를 엄마 가슴에 올려놓는 것에 대해 사람들은 흔히 '아기를 낳느라 고생한 산모에게 고문이나 다름없다'고 생각하기 일쑤다. 아기를 낳느라 땀으로 범벅이 된 엄마의 몸이 아기에게 해가 될지도 모른다는 인식 또한 만연하다. 하지만 출산 첫날, 아기가 혼자 힘으로 엄마 젖을 찾아 입에 무는 이 순간이 바로 엄마와 아기의 관계는 물론 모유 수유를 비롯해 앞으로 펼쳐질 육아의 성공 여부를 결정짓는 단 한 번의 기회라 해도 과언이 아닐 것이다.

아기는 40주 동안 세상에서 가장 안전한 '엄마 배 속'이라는 집에 머물러 있다. 그러나 단 몇 시간의 산통을 통해 세상이라는 출구로 나오게 되면서 아기는 이 모든 것을 불안의 대상으로 여길 수밖에 없게 된다. 자신이 40주 동안 있었던 집과는 밝기도 다르고 온도도 다르다. 무엇보다 엄마와 연결되어 있던 단 하나의 끈, 탯줄과 도 떨어져야 한다. 아기의 입장에서 보면 출산탄생은 이 세상을 향한 축복의 통로이기 이전에 불안의 통로이기도 한 것이다.

그러나 유빈 엄마의 경우는 아기를 불안의 통로에서 축복의 통로로 인도했다. 자연주의 출산법으로 분만하는 병원을 택한 유빈 엄마는 아기를 낳자마자 자신의 가슴 위에 아기를 올려놓게 했다. 그리고 자연스럽게 아기가 엄마의 젖을 찾아 물게 했다. 갑자기 낯선 환경에 놓인 아기는 어찌할 줄을 모르고 버둥거리지만 엄마의 냄새를 분명히 기억하고 있기에 자연스럽게 젖을 찾아 고개를 돌리게 된다.

물론 이때 엄마의 가슴에서는 아직 젖이 돌지 않을 수도 있다. 그러나 출산 직후 아기가 엄마 품에서 가장 편안한 휴식 상태를 취하며 엄마의 젖을 무는 이 행위만으로도 아기와 엄마는 아주 깊은 교감을 하게 된다. 엄마와 아기의 경이로운 첫인사가 이루어지는 것이다.

아기에게 '최선'을 선물하는 일

엄마라면 누구나 아기에게 최상의 환경을 만들어 주고 싶어 욕심을 낸다. 자연분만은 물론이고 모유 수유도 포기하지 않는다. 하지만 여성들의 결혼 연령이 높아지면서 엄마들의 현실과 희망은 점차 그 거리가 벌어질 수밖에 없게 되었다. 그렇다고 낙심할 필요는 없다. 그만큼 더 지혜로운 엄마가 되어 아기에게 최선을 선물할 수 있으니 말이다.

출산 직후, 엄마가 아기에게 해줄 수 있는 최선의 선물은 바로 아기에게 엄마를 느끼게 해주는 것이다. 반드시 자연주의 출산법을 택하지 않더라도 최대한 아기와 오랜 시간 함께하는 것이 중요하다. 제왕절개로 출산한 산모도 걱정할 필요는 없다. 아기와 함께하고자 할 경우 아기를 속싸개강보에 감싸 엄마 가슴에 살짝 엎어 줄 것을 간호사에게 정중히 부탁해도 좋다. 수술 부위를 잘 피해 편안하게 자세를 잡는다면 엄마와 아기 모두에게 최상의 컨디션을 만들어 줄 수 있으며, 아기와 함께 있을 때 엄마도 불안감에 대한 스트레스가 줄어들어 더욱 빠르게 회복할 수 있게 된다. 엄마와 아기의 길고 긴 여정에 가슴으로 첫인사를 나누자. 아기에게 최선을 선물하자.

NOTE

:: 출산 첫 주, 수유 쿠션 고르는 법과 사용법

'C'자형으로 된 수유 쿠션 선택하기

출산 직후에는 C자형 수유 쿠션을 사용하는 것이 좋다. 엄마의 몸이 아직 둔한 상태여서 엄마의 몸에 밀착될 수 있는 C자형 수유 쿠션이 아기를 핸들링하기에 더 수월하다.

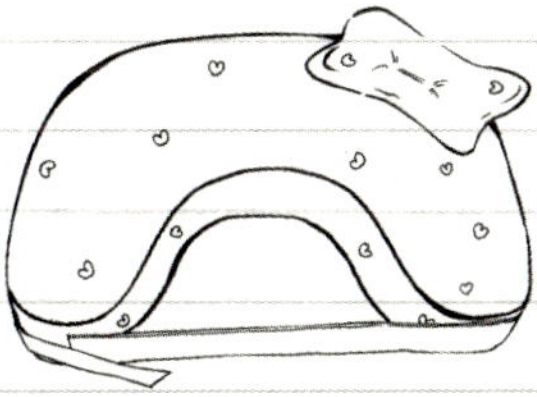

넓고 판판한 모양의 수유 쿠션 사용하기

형태감 없이 푹신푹신한 재질보다는 판판하고 단단한 재질의 수유 쿠션이 아기에게 안정감을 준다.

'수유 베개'와 함께 사용하기

수유 쿠션을 이용해서 수유할 때는 엄마의 팔목과 아기의 목을 보호하기 위해 수유 베개를 함께 준비하는 것이 좋다. 출산으로 인해 엄마의 가슴은 엄청나게 커져 있기 때문에 수유할 때 아기 입과 엄마 가슴의 높이가 잘 맞지 않을 수 있다. 이때 아기가 누운 수유 쿠션 위에 아기용 수유 베개를 놓아 엄마의 가슴과 아기의 목을 받치면 보다 편안하게 수유할 수 있다.

04

아기가 보내는 첫 베이비사인

"하윤아, 왜 이렇게 우니. 도대체 어디가 불편한 거니."

아기 울음소리가 병원 복도를 가득 채운다. 아직 자기 몸도 가누기 힘든 산모는 이동용 베이비 침대 안에서 목이 터져라 울기만 하는 아기를 보자니 마음이 저려 왔다. 보다 못한 하윤 아빠가 아기를 달래 보겠다고 베이비 침대에서 아기를 꺼내 안았다. 출산 준비 때부터 우리 클리닉에 함께 와서 산전 교육을 받은 하윤 아빠가 능숙하게 아기의 기저귀를 확인해 보았지만 아직 먹은 것도 없는 아기의 기저귀가 젖어 있을 리 없었다. 도무지 뭐가 문제인지 알 수가 없었다.

"여보, 나 하윤이 좀 안게 도와줘요."

아빠는 엄마 몸을 일으켜 아기를 안겨 주었다. 그런데 이게 웬일인가. 엄마가 아기를 가만히 품에 안자 목이 터져라 울던 아기의 울음이 서서히 잦아드는 게 아닌가. 그러더니 아기는 이내 엄마의 가슴팍에 얼굴을 비비적거리기 시작했다. 아빠가 엄마 등에 베개를 받쳐 주자 엄마는 아기에게 수유할 수 있는 안정된 자세를 취했다. 그리고 엄마 가슴 가까이로 아기의 얼굴을 돌려놓고 한쪽 팔로 아기의 경추목뼈와 척추를 움직이지 않게 지탱해 주었다. 엄마는 아기에게 부드러운 목소리로 말했다.

"하윤아, 아~ 아~ 아~ 그렇지."

그러자 눈도 제대로 뜨지 못하는 아기는 입술을 쩝쩝거리며 엄마 젖을 찾기 시작했다. 몇 번을 스치며 실패를 반복했지만 엄마와 아빠는 포기하지 않았다. 아기 스스로 엄마 젖을 찾아 물 때까지 인내심을 가지고 기다려 줘야 한다는 것을 산전 교육으로 이미 배웠기 때문이었다. 그렇게 20분쯤 지났을까, 마침내 하윤이는 엄마 젖을 도킹docking하듯 물었다. 그렇다. 하윤이의 첫 번째 베이비사인은 바로 "엄마, 배고파요"라는 말을 '울음'으로 알리는 것이었다.

2시간 전, 약 8시간의 진통 끝에 3.2kg의 건강한 공주님으로 태어난 하윤이는 이렇게 엄마와의 첫 대화에 성공했다. 엄마는 만삭의 몸무게가 50kg도 채 되지 않는 약한 체구로 우리 클리닉을 찾았었다. 모든 사람의 걱정에도 불구하고 철저한 건강 관리와 산전 교육으로 자연분만에 성공한 엄마였다. 무엇보다 하윤 엄마가 훌륭한 것은 아기의 첫 베이비사인을 놓치지 않고 아기와 소통하며 해석해 냈다는 점이다.

아기와의 첫 소통, 골든 타임을 놓치지 마라

대부분의 엄마는 아기가 울면 몹시 당황한다. 더구나 출산한 지 얼마 되지 않았을 때는 산후조리원에서 알아서 달래 줄 것으로 생각하기도 한다. 하지만 아기와의 첫 소통을 나눌 이 '골든 타임golden time'을 그렇게 쉽게 놓쳐서는 안 된다. 내 아기의 첫 베이비사인을 가장 먼저 알아내는 건 누구도 아닌 바로 엄마 자신이어야 한다.

일단 아기가 울면 엄마는 절대 당황하지 않아야 한다. 사실 말이 쉽지, 정신없이 울어 대는 아기를 보고 당황하지 않을 엄마는 없다. 하지만 엄마들이 중요하게 생각해야 할 것은 '내 아기가 운다'는 사실이 아니라 '내 아기가 왜 우나' 하는 점이다. 어른들이야 자신의 의사 표현과 소통을 말과 행동으로 할 수 있지만 이제 막 세상에 태어나 처음 눈을 뜬 아기들이 할 수 있는 표현은 오로지 '울음' 밖에 없기 때문이다. 그러므로 아기들에게 '울음'은 세상을 향한 의사 표현의 전부이며 엄마를 향한 유일한 의사소통 도구인 것이다.

아기들이 우는 이유는 사실 생각보다 꽤 다양하다. 그러나 출산 1일째, 그것도 출산 후 2~3시간 안에 아기들이 우는 대부분의 이유는 바로 배가 고프다는 베이비사인일 경우가 많다. 하윤 아빠와 엄마가 했던 것처럼, 일단 아기가 울면 엄마는 먼저 아기 기저귀를 살펴보고, 안아 주고, 아기 입이 엄마 젖 냄새를 따라 엄마 가슴으로 향하는지를 살펴야 한다. 그리고 아기 입을 손가락으로 톡톡 건드려서 아기의 입술이 꼬물거리며 움직이는지를 살피는데 만약 이때 아기가 반응하면 수유를 시작하도록 한다.

하지만 모유 수유는 생각만큼 쉬운 것이 아니다. 하윤 엄마처럼 1시간 이내, 그것도 30분 안에 젖을 물리기란 결코 쉽지 않다. 이처럼 숙달된 수유 자세에 성공하려면 출산 전에 교육을 받는 것이 무엇보다 중요하다. 전문가의 지도 아래 꾸준히 연습한다면 어느새 실전에 강한 엄마가 되어 있을 것이다.

NOTE

:: 수유 쿠션+수유 베개 수유법

Step 1. 엄마는 허리를 바르게 세워 앉은 자세에서 수유 쿠션을 엄마 몸에 밀착시키고 쿠션 위에 아기를 누인다.

Step 2. 왼쪽 가슴을 수유할 경우, 왼쪽 가슴 바로 밑에 수유 베개를 깊숙이 넣어 받친다.

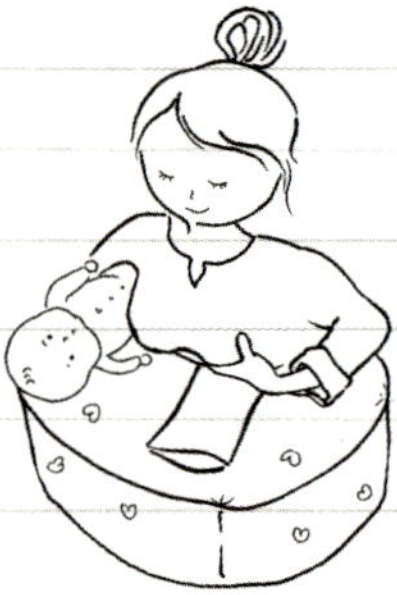

Step 2

Step 3. 엄마의 오른손바닥을 부채꼴 모양으로 넓게 펼쳐 아기 목을 안정되게 잡아 준다.

Step 4. 이때 다섯 손가락에 힘을 분산시키는데, 검지와 중지로는 아기의 머리를 받쳐 주고, 엄지와 약지로는 아기의 양쪽 귀 뒤를 단단히 지탱해 아기의 경추를 확실하게 잡아 준다.

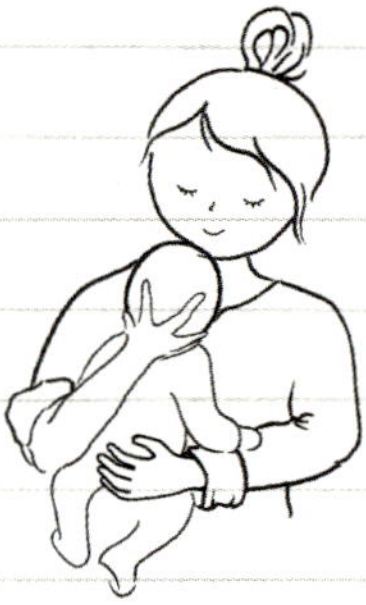

Step 3~4

Step 5. 아기를 안은 오른쪽 팔뚝으로 아기의 척추 라인을 따라 일직선으로 받쳐 주어 아기가 목에서 허리까지 안정된 자세를 취하도록 도와준다.

Step 6. 아기 머리를 수유 베개 위에 누여 엄마 가슴과 높이가 맞도록 조절해 준다.

Step 7. 엄마의 왼손으로 왼쪽 가슴을 지그시 들어 아기의 입에 도킹하듯 엄마 젖을 물려 준다. 이때 유의할 점은 엄마가 몸을 뒤로 빼지 말고 허리를 곧추세운 채로 지지해 주어 아기가 편하게 젖을 물 수 있게 해주어야 한다는 것이다.

Step 5~7

Step 8. 어느 정도 자세가 안정되면 왼손을 빼내 팔을 바꿔 안아 주는데, 이때 오른손으로는 아기 입 모양을 잡아 주어 깊은 젖 물기를 할 수 있게 도와준다. 그러나 엄마의 가슴 형태에 따라 엄마가 손을 빼면 아기가 불편해질 경우가 있는데, 이때는 손을 빼지 않고 계속 받치고 있는 것이 좋다.

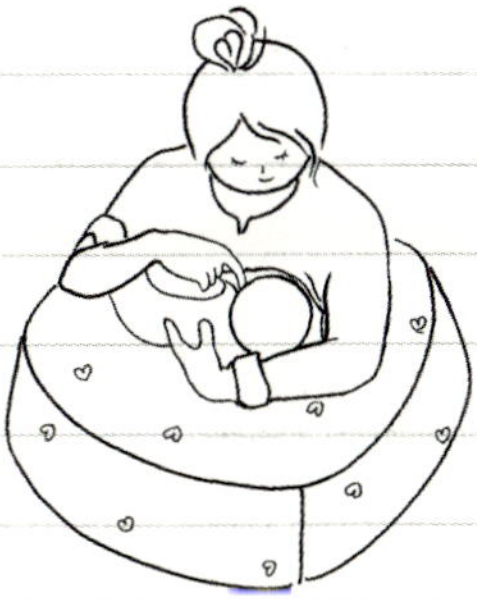

Step 8

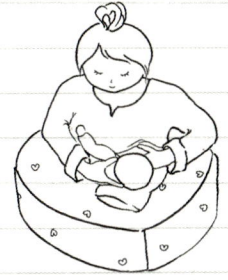

NOTE

:: 깊은 젖 물기

올바른 모유 수유 자세를 취한다 해도 아기가 깊은 젖 물기를 하지 않는다면 아무 소용이 없다. 따라서 아기가 깊은 젖 물기를 할 수 있도록 엄마가 아기 입 모양을 잡아 주는 것이 중요하다.

아기 입 모양 잡아 주기

Step 1. 아기가 젖을 물 때는 엄마가 큰 소리로 "사랑아, 아~ 아~ 아~" 하며 아기가 입을 벌릴 때까지 계속해서 말해 준다. 이때 절대로 아기의 입을 강제로 벌리거나 아기가 입을 덜 벌린 상태에서 억지로 젖꼭지를 밀어 넣지 않도록 한다.

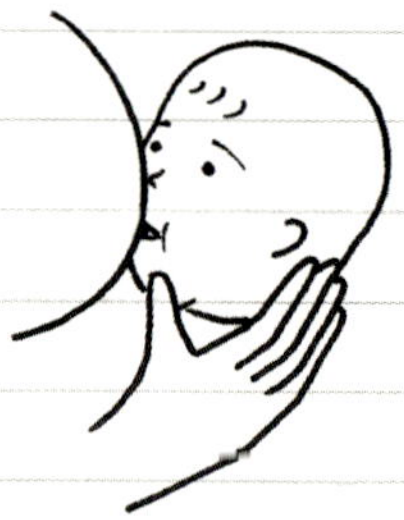
수유 시 아기 아래턱 살짝 내려 주기

Step 2. 엄마가 아기 입 모양을 보겠다고 몸을 뒤로 빼서는 안 된다. 아기가 엄마 젖을 도킹하듯 물 때까지 엄마는 자세를 유지해 준다.

Step 3. 아기가 젖꼭지를 물었으면 엄마는 아기를 안은 반대쪽 손으로 아기의 아래턱을 내려 주고 윗입술을 살짝 뒤집어 주어 아기가 깊은 젖 물기를 할 수 있도록 도와준다.

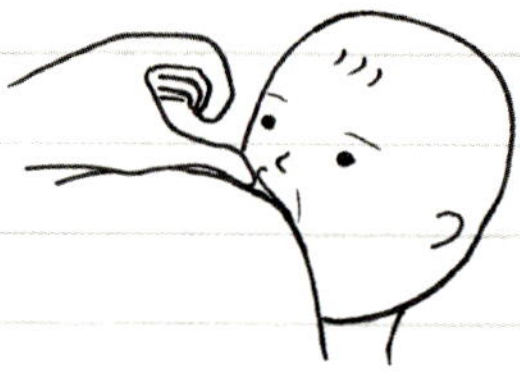
수유 시 아기 윗입술 살짝 뒤집어 주기

05

병원과 산후조리원에서 하라는 대로 했더니

하루는 나이 지긋하신 할머니의 전화를 받았다.

"저기, 황명숙 원장님이시죠?"

보통 클리닉에 문의를 해오는 사람은 예비 산모나 이제 막 아기를 낳은 엄마들인 경우가 대부분인데 수화기 너머로 들리는 목소리로 봐서는 적어도 60대는 되는 것 같았다.

"우리 며느리가 애를 너무 힘들게 낳아서 회음부에 열상이 심하

대요. 아무리 그래도 젖은 물려야 되는데 얘가 아기 낳고 나흘이 넘도록 젖을 못 물려서 내가 답답해서 전화를 했습니다."

나는 산후조리원에다 잠깐 외출한다고 얘기하고 아기와 산모와 함께 클리닉에 한 번 방문해 보시라고 말했다. 몇 시간 후 시어머니와 함께 도착한 엄마를 보자 나는 시어머니의 전화 목소리에 왜 그리 수심이 가득했는지 이해가 되고도 남았다. 출산한 지 4일이나 지났다면서 엄마는 말 그대로 자기 몸 하나 가눌 줄도 몰랐다. 클리닉으로 오는 길에는 시어머니가 아기를 대신 안아 줄 수도 있다지만, 엄마는 실내에 들어와서도 아기를 직접 안아 볼 생각은 전혀 하지 않고 있었다.

"저는 젖이 안 나오나 봐요. 아기도 젖을 통 못 물고요."

"젖을 제대로 물려 보기는 했어요?"

"해봤는데, 아기가 자꾸 우니까 병원에서 너무 무리하지 말고 쉬라던데요."

대부분의 병원이나 산후조리원에서는 출산하느라 고생한 산모들을 쉬게 해준다는 생각으로 간호사나 도우미들에게 아기를 맡기라고 말한다. 안 그래도 힘든 산모들은 조리원의 그런 서비스를 고마워하며 '하기야 이때가 아니면 언제 쉬겠어? 집에 가면 그때부터 육아 전쟁인데'라는 마음으로 자기 몸을 추스르는 데 집중하게 된다. 그러면서 어느새 자기도 모르게 '아기는 산후조리원 담당'이라는 생각이 들면서, 조리원에서 1주일 내지 2주일 동안 푹 쉬며 체력을 충전해야 집에 가서 아기를 잘 돌볼 수 있을 거라는 생각을 하게 되는 것이다.

일주일 동안 쉬기만 한 엄마 vs. 일주일 동안 훈련한 엄마

하지만 그 1~2주일의 편안함이 나중에 산후조리원을 퇴원하고 집으로 돌아가 아기와 엄마가 단둘이 남겨졌을 때 엄마를 속수무책으로 만든다는 것을 알아야 한다. 1~2주일 동안 쉬기만 한 엄마들은 아기를 어떻게 다뤄야 할지도 모르고, 베이비사인도 익히지 않은 상태이다 보니 말 그대로 패닉 상태에 빠지고 만다. 이럴 때 간혹 어떤 산후조리원에서는 엄마가 아기를 보는 과정에서 이것저것 요구하면 산후조리원 입장에서 신경 써야 하는 부분이 많아지기 때문에 엄마에게 휴식을 권하는 곳도 있다고 들었다.

시어머니와 함께 온 이 엄마의 경우만 봐도 그렇다. 출산한 지 4일밖에 되지 않아 아직 몸도 회복되지 않고 모든 것이 서툴 수는 있지만 엄마가 이렇게까지 무방비한 상태로 아기에 대해 무지한 것은 '나는 환자니까'라는 의식을 가지고 있기 때문이다. 하지만 산모는 환자가 아니다. 산모는 '몸이 좀 불편한 엄마'일 뿐, 준비된 엄마가 되고자 하는 노력을 포기해도 되는 환자가 아닌 것이다.

출산 3일째로 접어들면 엄마는 병원이나 산후조리원만 믿고 쉬지 말고 조금씩 운동을 하는 것이 좋다. 즉 충분한 휴식은 갖되 늘 누워만 있지 말고 적절한 운동을 시작해야 한다는 뜻이다. 무엇보다 엄마에게 가장 좋은 운동은 아기와 함께 시간을 보내는 것이다. 또한 규칙적인 식사를 하며 엄마 스스로 '쉬고 있다'는 생각보다 '회복하고 있다'는 생각을 갖는 것이 필요하다.

더불어 모유 수유 훈련을 계속하는 것이 좋은데, 충분한 모유 수유는 아기의 건강은 물론 엄마의 자궁 수축에도 절대적으로 좋다. 엄마는 이 황금 같은 육아 훈련 시기를 늘 아기와 함께 보내면서 내 아기가 배가 고플 때는 어떤 행동을 하고, 잠이 올 때는 어떤 모습을 보이는지, 내 아기만의 베이비사인을 익히는 것이 중요하다. 무엇보다 산모가 늘 생각해야 할 것은 '내 아기는 내가 본다'는 엄마다운 생각이다.

또한 산후조리원 입소 기간 동안 산모들이 주의해야 할 점이 있다. 간혹 이 기간에 전신 마사지나 피부 관리를 받는 산모들이 있는데, 이런 것은 산모의 회복에 그다지 도움이 되지 않는다는 사실이다. 전신 마사지나 피부 관리는 산모의 몸이 자연적으로 회복된 2주 후에 받는 것이 좋으며, 이 시기에 무리한 전신 마사지를 받거나 전문적이지 않은 관리를 받게 되면 자칫 산모의 몸을 더 힘들게 하거나 위험하게 만들 수 있다는 점을 반드시 기억해야 한다.

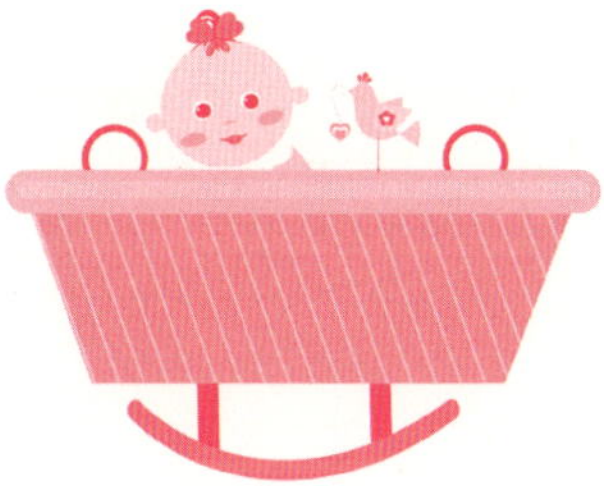

NOTE

:: 집에서 할 수 있는 **산후 요가**

출산 후에 가볍게 따라 할 수 있는 산후 요가는 출산 후 틀어진 골반에 의한 산후 비만, 내장기관과 자궁의 불균형, 얼굴 비대칭, 순환 장애 등을 바로잡아 건강과 함께 다이어트에도 도움을 준다. 10개월 동안 무리했던 몸을 풀어 주면서 몸과 마음을 순환시켜 보자.

복부 수축 운동 ❶

고무공을 이용한 복부 운동으로 허리 운동과 척추 교정에도 도움이 된다. 작고 말랑말랑한 고무 재질의 공을 선택해야 허리에 무리가 없다. 천천히 속도를 유지해야 복부의 땅김을 느낄 수 있고 운동 효과도 높일 수 있다.

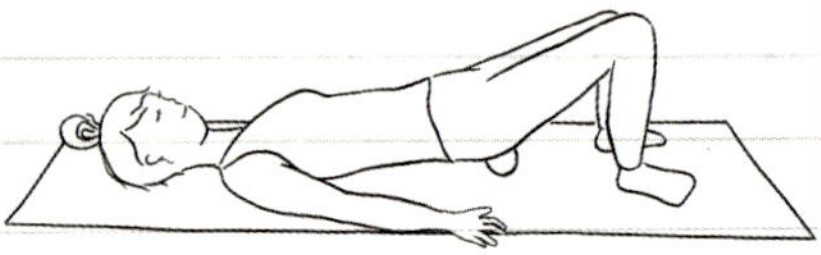

❶ 바르게 누운 상태에서 양쪽 무릎을 세워 골반을 들어 올린 다음 작은 고무공을 꼬리뼈 바로 위 천골엉치뼈 밑에 넣는다.

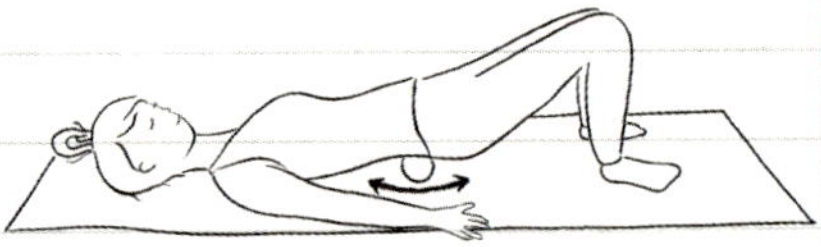

❷ 배에 힘을 주어 엉덩이를 천천히 아래위로 움직이면서 고무공으로 왕복 운동을 한다.

복부 수축 운동 ❷

복부 수축과 함께 다리 근육을 풀어 주는 데 도움이 되는 자세다. 만약 제왕절개를 한 경우라면 이 동작은 출산 1개월 이후에 하는 것이 좋다. 같은 방법으로 양쪽 모두 한다.

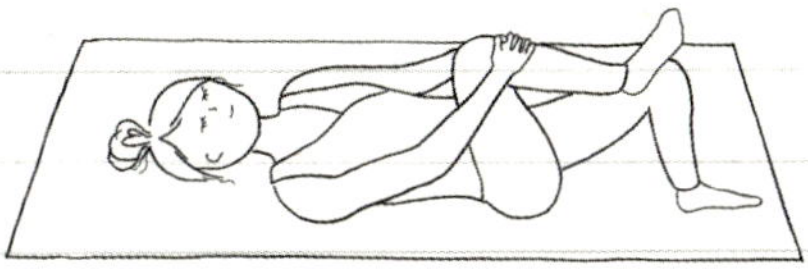

❶ 똑바로 누워 두 다리를 구부려 세운 다음 오른쪽 무릎을 접어 양손으로 깍지를 끼어 잡는다. 이때 가슴 밖으로 무릎이 나가지 않게 주의한다.

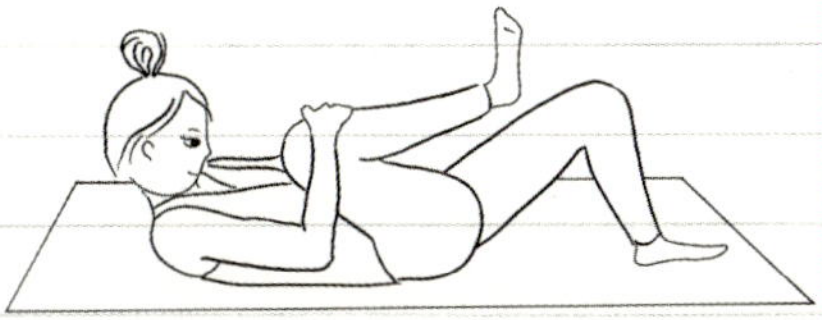

❷ 그 상태 그대로 천천히 상체를 들어 올려 오른쪽 무릎에 이마가 닿을 만큼 최대한 상체를 당긴다.

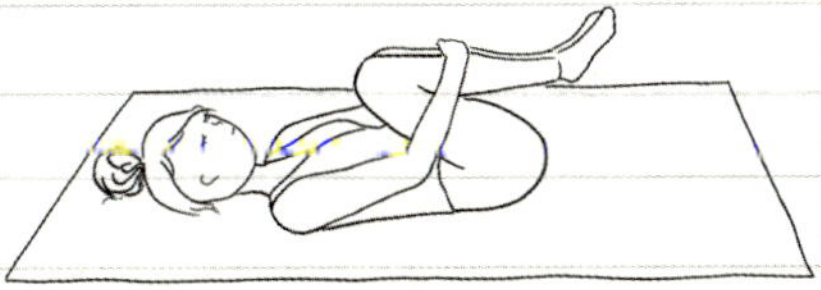

❸ 천천히 자세를 풀어 준 다음 두 무릎을 모두 감싼 상태에서 척추의 느낌에 집중한다.

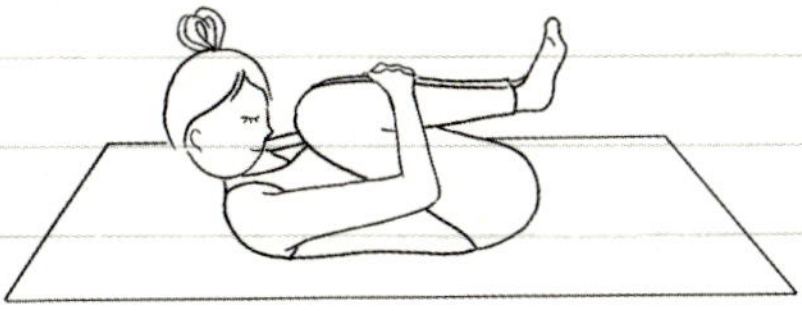

❹ 3번 자세에서 최대한 몸을 작게 웅크려 공처럼 만든다. 10개월 동안 이완되어 있던 내 몸을 수축한다는 느낌으로 천천히 힘을 준다.

척추 교정 운동

임신과 출산으로 인해 틀어져 있던 척추를 바로잡는 자세다. 자궁 수축에도 도움이 되며 천천히 호흡하면서 온몸을 풀어 주도록 한다.

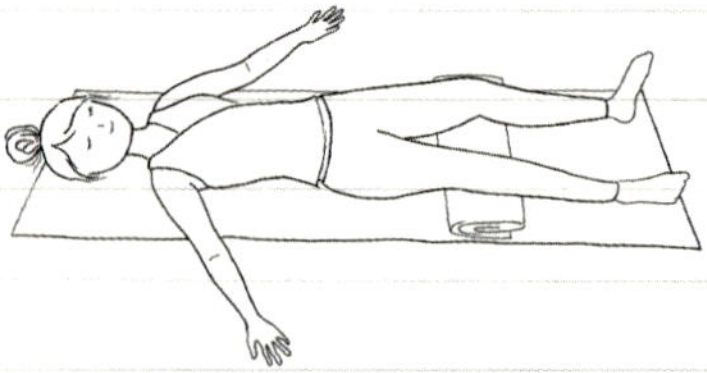

❶ 그림과 같이 편안한 자세로 누워 숨을 깊게 들이마셨다 내쉬면서 천천히 호흡해 긴장된 몸을 풀어 준다. 출산 직후에는 허리에 무리가 갈 수 있으니 무릎 뒤에 담요나 쿠션을 받쳐 무릎을 높게 한다.

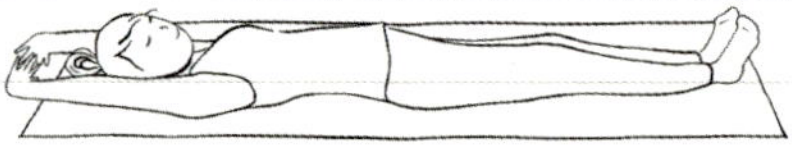

❷ 팔을 천천히 머리 위로 올려 기지개를 켜는 자세를 취한다. 발끝이 벌어지지 않도록 발끝에 힘을 준다.

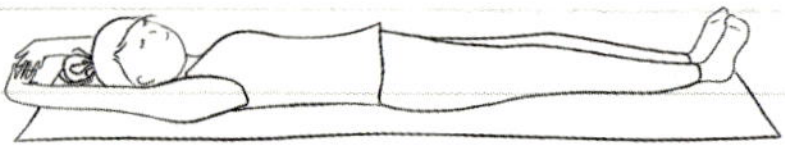

❸ 이때 허리 뒤로 손바닥이 들어갈 만큼의 공간이 생기게 되는데 천천히 허리만 내려 빈 공간이 없게 만들면서 가만히 그 자세를 유지하여 허리를 풀어 준다.

허리 & 복부 수축 운동

늘어진 복부 근육을 수축시키고 허리 통증을 완화하는 데 도움을 주는 자세다. 바른 자세를 유지해 근육을 이완시키고, 뭉친 어깨 근육도 함께 풀어 줄 수 있는 동작이다. 같은 방법으로 양쪽 모두 한다.

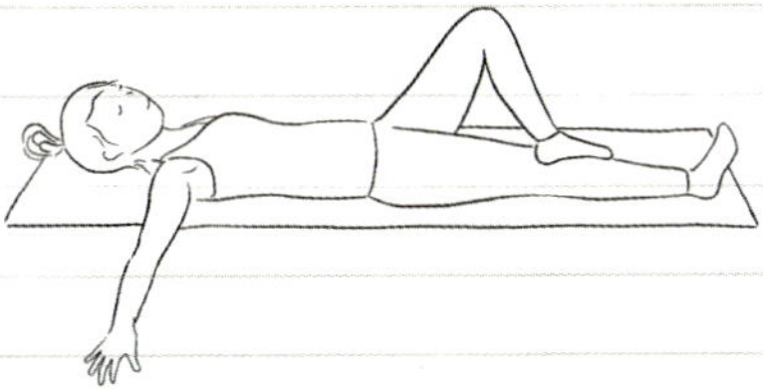

❶ 양팔을 벌린 자세로 누운 다음 왼쪽 무릎을 세워 오른쪽 다리 위에 올려놓는다.

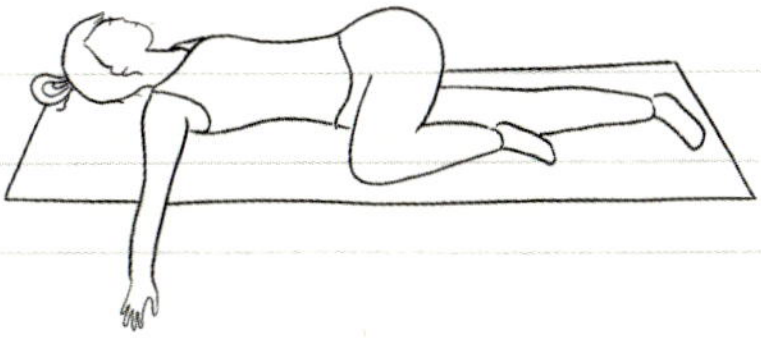

❷ 숨을 크게 내쉬며 하체 전체를 오른쪽 방향으로 보내면서 고개는 왼쪽 방향으로 돌린다. 복부와 허리의 수축을 충분히 느끼면서 천천히 호흡한다.

허리 & 다리 이완 운동

로프나 수건을 이용해 허리와 다리 근육을 풀어 주는 운동으로 상체 근육 운동에도 도움이 된다. 같은 방법으로 양쪽 모두 한다.

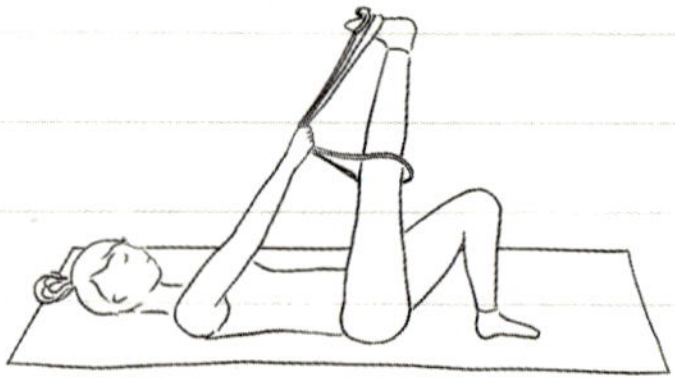

❶ 바르게 누운 상태에서 왼쪽 무릎을 세우고 오른쪽 다리를 일직선으로 들어 올린 다음 수건이나 로프를 이용하여 발바닥을 당겨 잡는다.

❷ 왼손으로 수건이나 로프를 잡고 오른쪽 다리를 천천히 반대 방향으로 내린다. 이때 오른팔을 바닥으로 쭉 뻗어 지탱하고 고개와 시선도 오른손 끝을 바라보며 다리와 허리의 땅김에 집중한다.

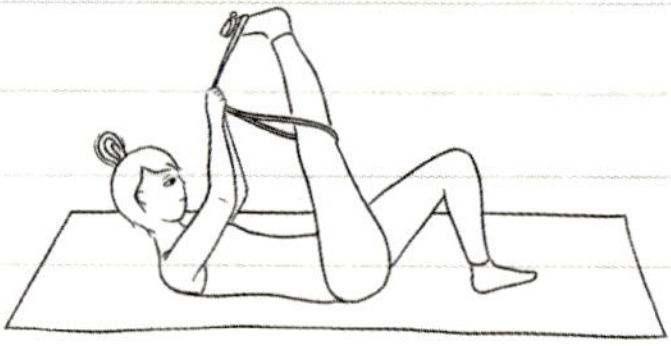

❸ 오른쪽 다리를 바르게 세운 다음 양손으로 수건이나 로프를 천천히 가슴 쪽으로 당겨 상체와 다리를 끌어 올린다. 이때 허리가 바닥에서 뜨지 않게 주의한다.

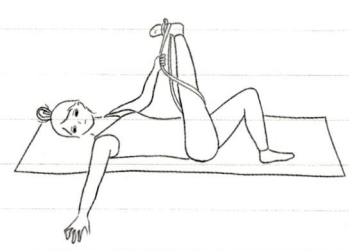

골반 수정 운동 ❶

출산으로 인해 허리가 휘고 골반이 틀어져 허리나 골반 통증이 심해질 경우 이 동작으로 통증 완화에 도움을 받을 수 있다. 같은 방법으로 양쪽 모두 한다.

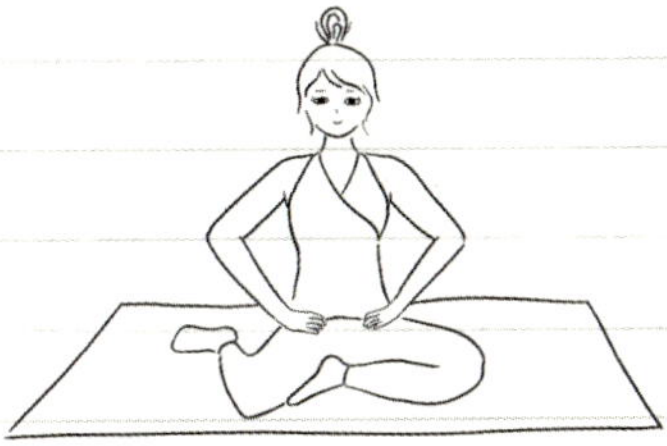

❶ 양쪽 발을 오른쪽 방향으로 보낸 자세로 앉는다. 이때 더 불편한 쪽이나 엉덩이가 들리는 쪽의 골반이 틀어진 것일 수 있으니 자신의 골반 상태를 알아 두도록 한다.

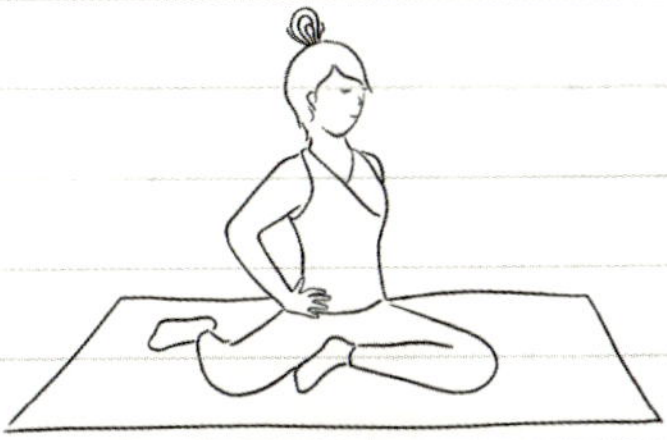

❷ 양손으로 허리를 잡고 왼쪽으로 천천히 상체를 튼 다음 천천히 엉덩이를 들었다 놓았다 하기를 2~3회 반복한다.

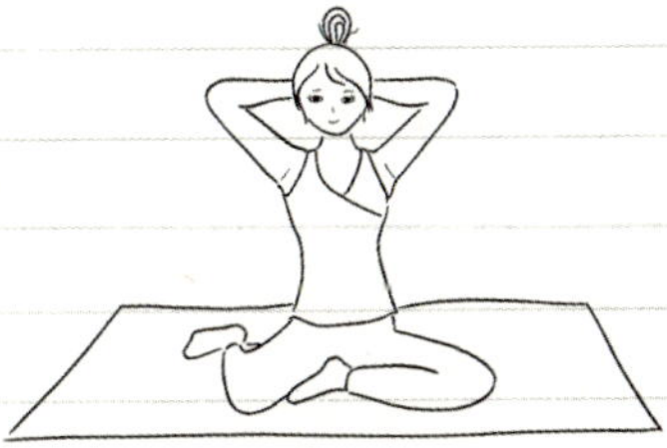

❸ 다시 허리를 돌려 앞을 본 다음 양손을 머리 뒤로 올려 깍지를 낀다.

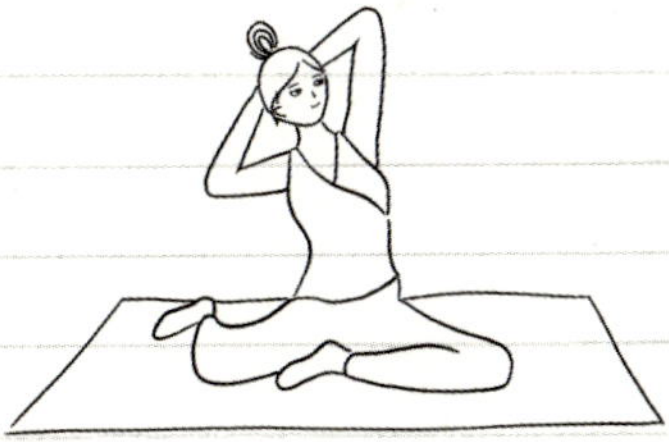

❹ 그 자세에서 천천히 오른쪽으로 허리를 구부리며 시선은 왼쪽 하늘을 올려다보면서 골반과 고관절의 느낌에 집중한다.

골반 수정 운동 ❷

골반 주변과 허리 뒤쪽의 근육을 풀어 주는 운동으로, 제왕절개를 한 경우 회복 상태에 따라 적당한 강도와 기울기를 취하도록 한다. 같은 방법으로 양쪽 모두 한다.

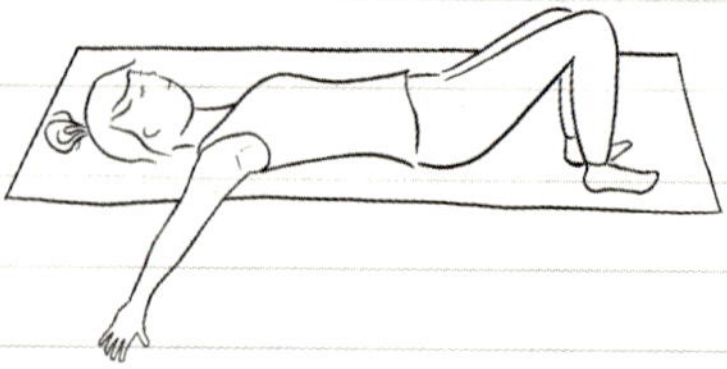

❶ 바르게 누운 상태에서 양팔을 벌려 바닥을 지탱하고 두 무릎을 골반 너비만큼 벌려 세운다.

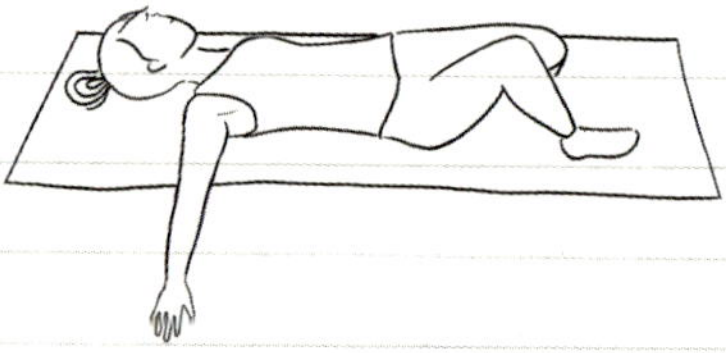

❷ 고개를 왼쪽으로 돌리는 동시에 두 무릎을 오른쪽 방향으로 천천히 내리면서 허리의 땅김과 골반의 움직임에 집중하도록 한다.

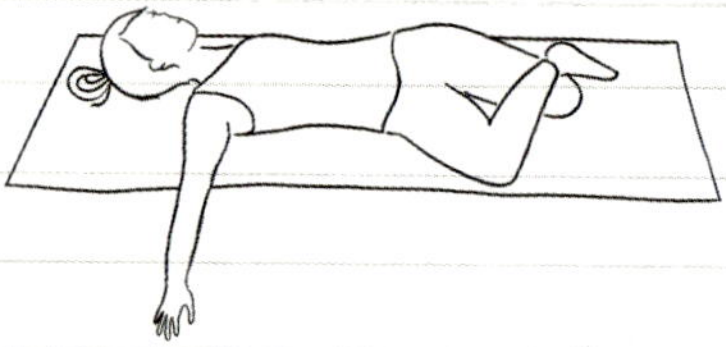

❸ 골반 주변과 허리 뒤쪽까지 충분히 시원해질 때까지 자세를 유지한다. 자연분만을 한 경우 오른쪽 발끝을 들어 왼쪽 무릎 위에 올려도 좋다.

골반 수축 운동 ❶

골반이 제 위치에 오도록 교정해 주고 수축해 주면서 골반 통증을 줄여 주는 자세다. 오로가 나올 수 있으니 패드를 착용하고 자세를 취하도록 하며, 제왕절개를 한 경우 허리나 복부의 통증이 느껴지지 않을 만큼만 골반을 들어 올리도록 한다.

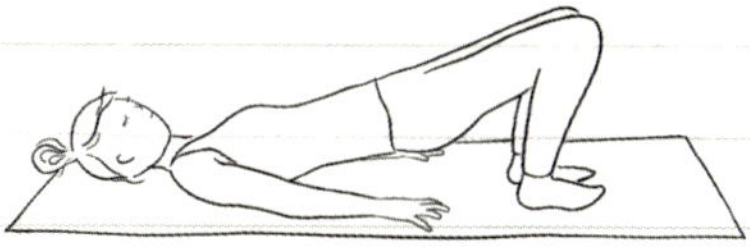

❶ 바르게 누운 상태에서 양쪽 무릎을 어깨너비만큼 벌려 세운 다음 수평을 유지하면서 천천히 골반을 들어 올린다.

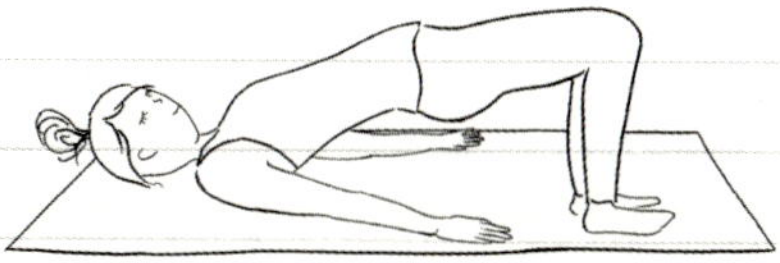

❷ 자신이 올릴 수 있을 만큼 최대로 골반을 들어 올려 무게 중심이 상체 쪽으로 천천히 이동하는 느낌이 들도록 한다. 골반의 힘으로 충분히 버티면서 조이는 느낌에 집중한다.

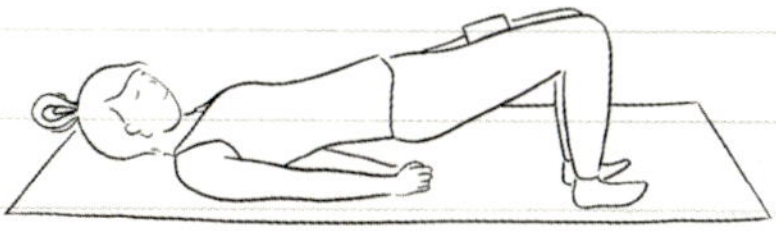

❸ 그 자세에서 무릎 안쪽에 쿠션이나 책을 끼워 넣어 골반을 수축시킨다. 조이는 힘에 집중하면서 골반을 천천히 조인다.

골반 수축 운동 ❷

산후 요통과 냉증에도 효과가 좋으며 균형 잡힌 하체 라인을 만드는 데에도 도움이 된다.

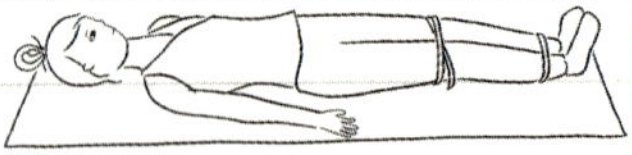

❶ 부드러운 끈으로 발목과 무릎을 묶은 다음 바른 자세로 누워 자세를 유지한다.

골반 수축 운동 ❸

출산 후 다리 사이가 벌어지거나 엉덩이를 빼고 걷는 자세 등을 교정하는 데 도움이 된다.

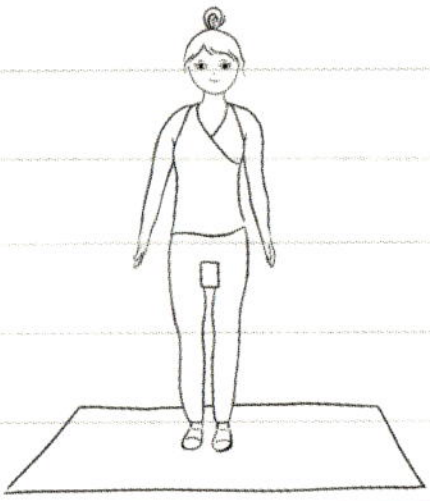

❶ 발을 붙이고 바른 자세로 서서 책이나 쿠션을 허벅지 안쪽에 끼워 넣은 다음 배에 힘을 주어 괄약근을 조인다.

* 자료 제공 : 하스야 요가(www.hasya.co.kr) 홍정아Amber 요가 강사

06

아기와 함께한 첫날 밤 알게 된 놀라운 사실

"원장님, 얼마 전에 산전 교육 받고 출산한 민서 엄마예요. 기억하세요?"

"그럼요, 기억하죠. 무슨 일 있어요? 민서는 잘 있죠?"

늦은 밤 전화를 걸어온 민서 엄마는 더듬더듬 말을 잇지 못했다.

"배운 대로 한다고 하는데…… 어떻게 해야 될지 도무지 모르겠어요, 원장님."

서른셋에 첫 출산을 한 민서 엄마는 친정엄마가 일찍 돌아가셔서 자식에 대한 사랑이 더욱 각별했다. 그래서 임신 때에도 누구보다 착실하게 산전 교육을 받았고, 아기 서넛은 낳은 엄마처럼 육아에 대해서라면 모르는 게 없을 정도로 모든 과정을 꿰고 있었다. 하지만 아기에게 지나치게 헌신적인 아내를 걱정한 남편은 출산 직후에 무리하는 것만은 안 된다며 산후조리원에서의 모자 동실을 강력하게 반대했고, 민서 엄마는 결국 '아기를 보러 내가 더 자주 찾아가면 되겠지' 하는 생각으로 모자 동실을 포기할 수밖에 없었다고 했다.

그러나 지극정성의 모성을 그 누가 막을 수 있을까. 민서 엄마는 결국 출산 나흘째 되는 밤에 모자 동실을 택했다고 한다. 그런데 문제는 이때부터였다. 모자 동실을 한 첫날 밤, 아기는 단 한숨도 자지 않고 밤새도록 울어 댄 것이다.

"제가 뭘 잘못하고 있나 봐요. 3일 동안은 신생아실에서 잘만 잤다는데, 저랑 있으니까 갑자기 왜 이러죠?"

민서 엄마는 울먹거리며 자신을 탓했다. 아기에 대한 것이라면 무엇이든 배워 두었는데, 아기를 최고로 잘 키우는 엄마가 될 자신이 있었는데, 아기가 자신의 품에서 도통 잠들지 못하니 무언가 크게 잘못되고 있는 것만 같았다.

"놀랄 거 없어요, 당연한 거니까. 밤에 한 번도 안 깨는 신생아는 없어요. 깨면 기저귀 확인하고 안아서 달래 주세요. 힘들어도 밤중 수유는 하는 게 좋고요. 책만 보면 다 되는 게 아니에요, 민서 엄마. 밤새 아기랑 씨름하는 거, 이게 바로 진짜 육아예요."

사실 민서 엄마와 같은 경우는 흔하다. 클리닉을 찾은 산모들에게 되도록 첫날부터 모자 동실을 이용할 것을 추천하지만 요즘 대부분의 산모는 모자 별실을 택하는 경우가 많다. 출산으로 고생한 아내를 걱정해 잠이라도 푹 자게 해주고 싶은 마음에 모자 별실을 강하게 권하는 남편들이 늘어난 것도 요즘 변화된 모습이다. 물론 사랑이고 배려심이겠지만 초점이 어긋난 배려심이라는 것이 문제다.

모자 동실을 한 첫날 밤, 대부분의 엄마는 아기들의 울음에 크게 당황한다. 모자 별실을 했을 때도 아기가 지금처럼 울었다면 분명히 신생아실에서 자신을 불렀을 텐데, 그러지 않은 걸로 봐서는 그동안 아기가 평온히 잘 잤던 것으로 엄마들은 생각할 수밖에 없다. 그런데 그렇게 잘 자던 아기가 자신과 잘 때는 울며 보채고 도무지 잠을 자지 않으니 엄마는 '내가 무언가 잘못하고 있는 게 아닐까' 하고 걱정하지 않을 수 없는 것이다.

하지만 중요한 사실 한 가지, 엄마들은 이 부분에서 모르고 있는 것이 하나 있다. 신생아는 신생아실에서 잘 때도 운다. 물론 신생아실 간호사들이 아기를 잘 달래서 다시 재웠겠지만, 간혹 아기가 울면 분유를 먹여 배부르게 만들어서 결국 곯아떨어지게 하는 조리원도 있다는 것을 생각하지 않을 수가 없다.

우리 아기의 첫 눈물, 모성 분리 불안

그렇다면 아기들은 밤에 왜 이렇게 우는 걸까? 아기는 엄마 배 속에서 40주를 지냈다. 아기는 쿵쿵거리는 엄마의 심장 소리를 들으며 자신의 심장도 콩콩거리고 있음을 실감했다. 40주 동안 엄마와 아기는 모든 것을 함께했던 것이다. 그러다 출산이라는 경이로운 문을 열고 나오게 되면서 아기는 둘이 있다가 갑자기 혼자가 된다. 불안감을 느낄 수밖에 없는 것이다. 어른들도 낯선 곳에 혼자 있게 되면 불안한 생각이 드는데, 하물며 아기의 불안감은 어떻겠는가.

이와 같은 아기의 '모성 분리 불안'은 출산 첫날부터 모자 동실을 함으로써 조금씩 줄여 나갈 수 있다. 사실 아기는 엄마와 함께 있는 것만으로도 안정감을 느낀다. 그러나 아기가 엄마와 함께 있다고 해서 무조건 잘 먹고 잘 자는 것은 아니다. 신생아들은 운다. 울기 마련이다. 그러나 여기서 중요한 것은 그 우는 행위, 내 아기의 울음을 엄마가 두려워하거나, 버겁게 느끼거나, 이해해 주지 않거나, 회피하면 안 된다는 것이다. 아기 곁에 엄마가 함께 있음을 계속해서 인지시켜 주면서 아기가 지금 엄마에게 보내는 베이비사인이 무엇인지 이해하기 위해 노력해야 한다.

민서 엄마의 경우만 보아도 전화로 내가 알려 준 대로 인내심을 가지고 계속 안아서 달래 주었더니 20분 정도가 지나 아기는 엄마 품에서 곤히 잠이 들었다고 했다. 아기는 "안아 줘요, 엄마. 엄마랑 함께 있고 싶어요"라는 말을 하고 싶었던 것이다. 전형적인 모성 분리 불안 증세였다. 그러나 또 다른 경우 기저귀가 젖어 있다든지, 속싸개에 싸인 자세가 불편하다든지 여러 가지 원인이 있을 수 있다. 이때 엄마는 절대 당황하지 말고 차근차근 아기의 베이비사인을 읽고 익혀 나가야 한다.

대개 아기 울음이 80~90%는 배고파서일 확률이 크기 때문에 여러 가지 베이비사인을 체크한 후에도 딱히 답을 찾지 못한다면 엄마는 다시 모유 수유에 초점을 맞춰 보자. 특히 밤중 수유는 산모를 매우 힘들게 하기에 가능하면 피하고 싶어 하는 게 현실이다. 그러나 다시 한 번 강조하지만 출산 후 일주일의 수고가 앞으로의 육아를 수월하게 할 수 있는 구심점이라는 사실을 잊지 말자. 아기의 울음을 두려워하지 말고 아기와 함께 있는 것으로 만족하자. 아기의 울음을 대화로 받아들이자. 내 아기의 베이비사인을 해석하는 수고를 축복으로 여기자.

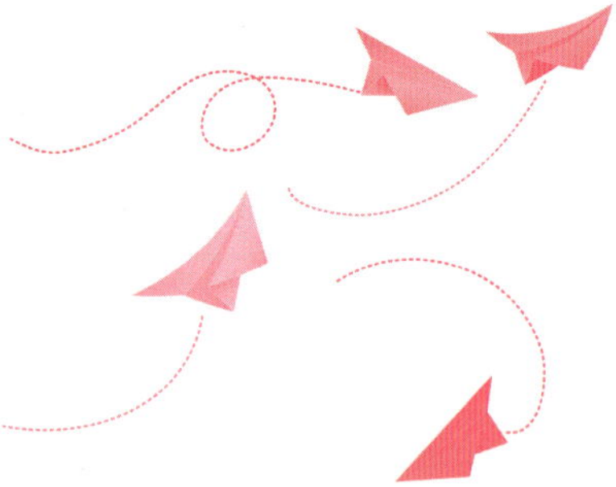

NOTE

:: 아기 바르게 안는 법

아기가 울고 보채면서 모성 분리 불안 증세를 보일 때는 젖부터 물리지 말고 아기를 오래도록 안아서 달래 주는 것이 좋다. 아기를 안아서 달랠 때는 아기의 목과 허리를 단단히 지탱해 주어 아기가 편안한 자세로 안길 수 있게 하자.

아기 안는 법 ❶

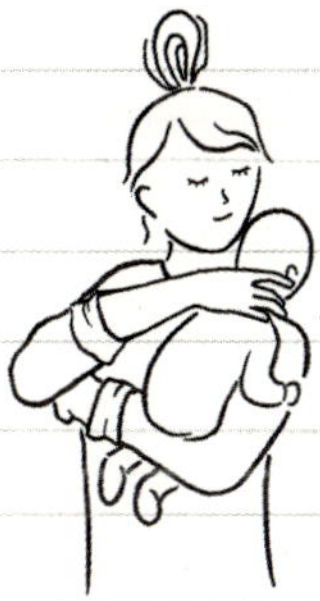

바른 자세 (O)

엄마는 아기를 마주 본 자세에서 한쪽 팔로 아기 엉덩이를 받쳐 올려 엄마와 아기의 가슴이 서로 밀착되게 안는다. 다른 손으로는 아기의 목을 잡아 척추 라인을 지탱해 주면서 아기 얼굴이 엄마의 어깨 위로 올라와 시야가 트이고 호흡하는 데 문제가 없는지 확인한다. 아기 얼굴이 엄마 어깨 위로 올라오는 것이 포인트이다.

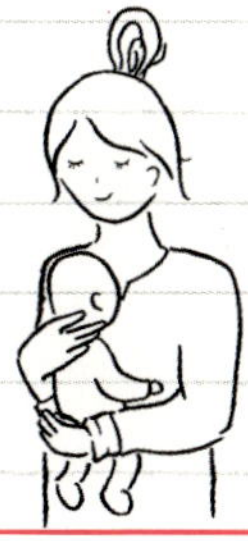

바르지 못한 자세 (X)

아기를 엄마 몸의 한가운데에 두고 안으면 아기의 얼굴이 엄마 가슴에 가로막혀 호흡이 곤란해질 수 있다. 또 이렇게 되면 엄마가 움직일 때마다 아기 목이 불안정하게 흔들리게 되므로 이러한 자세로 안지 않도록 주의한다.

아기 안는 법 ❷

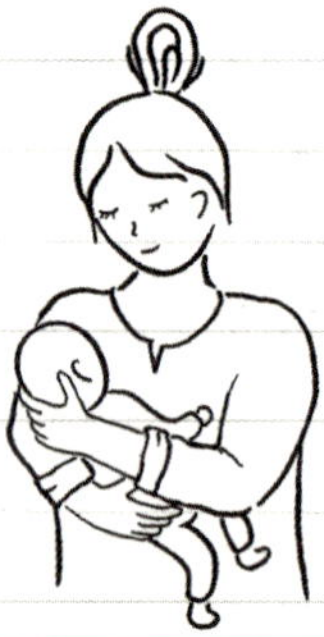

바른 자세 (O)

엄마의 한쪽 팔로 아기를 감싸 안아 아기의 척추 라인을 지탱해 주고 아기 머리가 엄마의 팔오금팔꿈치 안쪽 위에 올라오게 한 후 그 손으로 아기 엉덩이를 받쳐 안는다. 다른 손으로는 아기 목이 흔들리지 않게 잡아 준다. 엄마가 팔을 아기의 몸통에서 떼지 않는 것이 포인트이다.

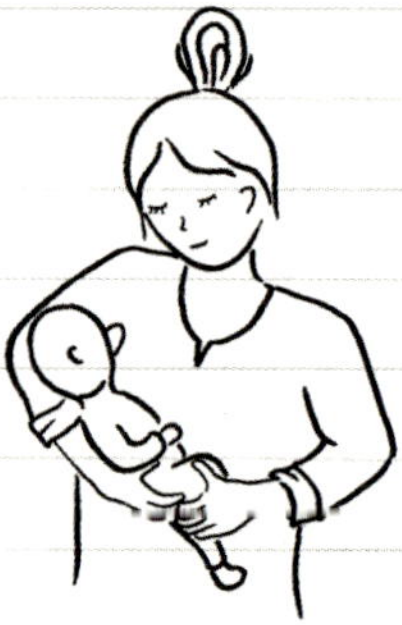

바르지 못한 자세 (X)

엄마가 팔로 아기 목을 받치기 위해 엄마 팔을 몸통에서 뗄 경우 아기 몸의 중심이 앞으로 쏠려 자세가 불안해질 수 있고, 엄마도 이 자세로 아기를 오래 안지 못하게 된다. 말안장을 얹듯 아기 머리가 엄마의 팔오금 위에 안정되게 올라오도록 하는 것이 중요하다.

07

힘들지만 그래도 내 아기니까

클리닉 문을 아직 열지도 않은 이른 새벽, 갑자기 문자 한 통이 왔다.

'원장님, 윤찬 엄마예요. 새벽부터 죄송해요. 너무 급해서 그러는데, 제가 지금 전화 드려도 될까요?'

걱정되는 마음에 내가 먼저 전화를 걸었더니 수신음이 한 번을 채 넘어가기도 전에 윤찬 엄마가 전화를 받았다.

"윤찬 엄마, 무슨 일인데 그래요? 지금 산후조리원에 있을 때 아닌가?"

그런데 윤찬 엄마가 울먹이며 하는 첫마디가 나를 더 놀라게 했다.

"원장님, 저 아무래도 모유 수유 포기해야 되나 봐요……."

윤찬 엄마는 유명한 광고 회사의 실력 있는 디자이너였다. 일이 좋고 또 실력을 인정받는 재미에 자연스럽게 결혼이 늦어졌다. 그러다 서른여덟에 결혼을 하고 서른아홉에 윤찬이를 낳았다. 산전 교육을 받기 위해 우리 클리닉을 찾았을 때 윤찬 엄마는 자신이 나이 많은 산모라는 사실이 늘 고민이라고 했다. 모유 수유를 꼭 하고 싶은데 몸이 따라 주지 않을까 봐 걱정하는 윤찬 엄마가 안쓰럽기도 하고 한편으론 대견해서 나는 더욱 격려하고 지원을 아끼지 않았다. 그렇게 산전 교육 내내 모범생이던 윤찬 엄마가 갑자기 모유 수유를 포기하겠다고 하니 놀라지 않을 수 없었다.

"제 젖양이 부족한 건지 아기가 자꾸 배고파서 울어요. 2시간마다, 어쩔 때는 1시간마다 젖을 먹여야 할 때도 있어서 도저히 제 체력이 받쳐 주질 않아요. 우리 윤찬이, 진짜 분유 먹이기 싫은데…… 아무래도 제 나이에 모유 수유는 욕심인 건가요?"

"잠깐만요, 1시간마다 젖을 먹인다고요?"

산전 교육 때 분명히 수유 시간과 수유 텀에 대해 확실히 알려 주었는데, 이건 무슨 소리인가 싶었다.

"1시간마다 신생아실에서 전화가 와요. 윤찬이가 배고파서 운다고요……."

나는 그제야 이 상황이 이해가 되었다. 불행하게도 윤찬 엄마의 경우는 산모의 잘못과 산모의 불찰이 섞인 사례였다.

'집중적으로 5분 수유하기'의 중요성

산모의 잘못을 먼저 이야기하자면, 산전 교육 때 배운 수유 방법을 정확히 이해하지 못한 상태에서 무조건 수유 텀 지키기에만 집착했다는 것이다. 초보 엄마들의 경우 5분씩 5분씩 교차 수유를 해야 한다는 것을 잘 알고는 있지만, 왜 그렇게 해야 하는지에 대한 설명은 깡그리 잊어버린 채 교차 수유의 중요성을 간과하기 일쑤다.

신생아들은 대부분 일단 젖을 빨기 시작해 5분 정도가 지나면 가수면으로 들어가게 된다. 하지만 아기의 입 모양만은 여전히 빠는 시늉을 내면서 엄마가 젖을 빼려고 하면 또 빨고, 빼려고 하면 또 빠는 일을 반복하기 때문에 초보 엄마들은 아기가 계속해서 젖을 먹는 줄로 착각하게 되는 것이다. 또한 젖을 빼면 아기가 울까 봐 계속 물리고 있을 때도 많다. 그러나 분명히 말하지만 이것은 가수면 상태에서 아기가 본능적으로 젖을 빠는 흉내만 내고 있는 것일 뿐 결코 젖을 먹고 있는 것이 아닐 확률이 높다. 그렇기 때문에 엄마가 5분씩 끊어 먹이면서 가수면 상태의 아기를 깨워서 반대쪽도 먹이는 훈련을 해야만 한다.

물론 여기서 말하는 5분이란 아기가 눈을 뜨고 집중적으로 먹는 5분 동안을 말하는 것으로, 아기가 5분이 지나고도 눈을 뜬 채로 잘 먹고 있다면 15분까지도 뒷젖을 먹여도 좋다. 하지만 앞서 말한 대로 아기가 가수면인 상태에서 10~20분 젖을 물리는 것보다 집중적으로 5분을 먹이는 것이 제대로 된 수유 습관을 길러 주는 방법이다.

그것을 모르는 초보 엄마들은 아기에게 30분에서 1시간을 그런 식으로 젖을 먹인 후에 아기를 신생아실에 데려다 놓으면 아기들은 잠시 후 울면서 보채게 된다. 그러면 신생아실에서는 모유 수유를 하라고 다시 산모를 부를 수밖에 없고 엄마는 '오래도록 물렸는데도 이러는 걸 보면, 내 젖양이 부족한 걸까' 하고 오해하게 된다. 이런 상황이 반복되다 보면 아기의 수유 리듬은 깨지고, 덩달아 엄마의 신체 리듬도 완전히 깨지게 되는 악순환이 반복되어 결국 모유 수유를 실패하게 될 수도 있는 것이다.

따라서 모유 수유에 성공하기 위해서는 모유 수유 훈련의 중요성뿐 아니라 그 원리를 반드시 이해해야 한다. 대부분의 아기는 수유를 시작한 지 5분이 지나면 가수면으로 들어가서 졸면서 젖을 빨기 때문에 엄마는 아기가 젖을 먹은 지 5분이 지난 후부터는 제대로 된 수유가 아님을 인지하고, 수유하는 동안에 아기를 자꾸 깨워가면서 교차로 수유하는 습관을 들여야 한다. 5분씩 5분씩 교차 수유를 하는데 출산 첫날에는 3시간마다 1세트, 둘째 날에는 2세트, 셋째 날에는 3세트씩 해나가다 보면 아기도 훈련이 되어서 점차 오래 깨어서 빨 수 있게 된다90페이지 참고.

다음으로 산모의 불찰을 이야기하자면, 산후조리원을 잘못 택했다는 점이다. 간혹 일부 산후조리원에서는 모유 수유를 하겠다고 하면 좋아하지 않는 경향이 있는데 아마도 윤찬 엄마가 선택한 곳이 그런 곳일 가능성이 높다는 생각이 든다.

"제가 모유 수유를 하겠다고 한 뒤로, 아기가 울기만 하면 신생아실에서 저를 불러요. 너무 자주 불러서 어쩔 땐 정말 힘들어요. 이상하게 자꾸 눈치도 보이고……."

이런 하소연은 비단 윤찬 엄마만 하는 것이 아니다. 산후조리원 입장에서 보면 모유 수유를 하겠다고 하는 산모의 아기에게는 아무래도 손이 더 많이 갈 수밖에 없기에 산모가 모유 수유를 포기하기를 속으로 은근히 바라는 경우도 있다. 아기에게 분유를 먹여 재우는 것이 가장 손쉬운 방법인데, 산모가 모유 수유를 하겠다고 하면 아기가 배고파할 때마다 산모에게 데려다 줘야 하니 인력이 부족한 산후조리원 입장에서는 여간 힘든 일이 아니기 때문이다.

윤찬 엄마는 사회적으로는 늘 성공해 왔고 실패를 경험한 일도 많지 않았다. 그러던 윤찬 엄마가 출산을 하고 모유 수유를 시작하면서 모든 상황이 자신이 마음먹은 대로 되지 않는다는 것을 경험하게 되었다. 늦은 결혼과 출산이었지만 산전 교육을 잘 받았기에 배운 대로만 하면 모유 수유도 척척 해낼 수 있을 거라 생각했는데 상황이 예상 밖으로 흘러가니 당황하고 만 것이다. 윤찬 엄마는 20대 산모가 아니다. 그러므로 당연히 산모의 몸 상태나 회복이 늦을 수 있고 여러 가지 변수가 생길 수 있다. 마찬가지로 모유 수유를 터득하는 과정이 조금 느린 것일 뿐 결코 포기할 일은 아니다.

물론 모유 수유를 누구나 쉽게 할 수 있는 것은 아니다. 그래서 산전 교육을 받아야 하고 훈련이 필요한 것이다. 그렇다고 두려워할 필요는 없다. 아기를 낳게 해주신 하나님께서 그 아기를 기를 수 있는 영양분도 당연히 엄마의 몸에 채워 주시기 때문이다. 다만 그것을 잘 알고 제대로 익혀서 잘 쓰는 훈련이 필요할 뿐이다.

윤찬 엄마의 경우도 이 모든 과정을 잘 알고 있었다. 그래서 적어도 3일째 되는 날에는 윤찬이와 엄마가 행복한 교감을 나누며 모유 수유를 하게 될 것이라 상상했던 것이다. 그러나 4일째가 되도록 제대로 된 수유 팁도 갖지 못하자 윤찬 엄마는 그런 자신의 모습에 위축되고, 산후조리원 간호사의 태도에 위축되고 말았다. 아무리 당당한 엄마라 해도 아기의 일 앞에서는 한없이 민감해지고 약해질 수밖에 없기 때문이다.

그러나 기억해야 할 것은 모유 수유는 엄마와 아기가 함께 교감할 수 있는 가장 좋은 육아법 중 하나라는 사실이다. '힘들지만 그래도 내 아기니까' 하는 마음으로 올바른 수유 팁과 수유법을 익히자.

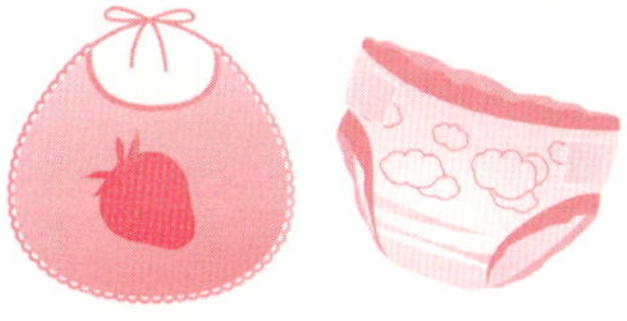

NOTE

:: 출산 1~3일 차 **올바른 수유 텀**

올바른 수유 텀을 갖기 위해서는 아기가 완전히 깬 상태에서 '집중적으로 5분씩 5분씩 수유하기'를 원칙으로 한다.

날짜별	수유 텀	참고 사항
출산 1일 차	양쪽 가슴을 5분씩 교차 수유 3시간마다 1세트씩 만약 엄마가 체력이 된다면 한 번쯤 더 시도하는 것도 괜찮다	• 첫날이라 비록 모유 수유에 실패하더라도 너무 욕심을 내지 말고 차근차근 시도하도록 하자. • 한쪽 가슴을 5분 수유 후 다른 가슴으로 교차 수유 하기 전에 반드시 아기를 바로 안고 트림시키도록 한다.
출산 2일 차	양쪽 가슴을 5분씩 교차 수유 3시간마다 2세트씩	• 첫날보다는 조금 더 욕심을 내도 좋다. 마음을 굳게 먹고 모유 수유에 성공하도록 노력해 보자. • 이때도 역시 교차 수유를 하기 전에 반드시 아기를 트림시키도록 한다.
출산 3일 차 이후	양쪽 가슴을 5분씩 교차 수유 3시간마다 3세트씩	• 출산 3일 차부터는 아기의 수유 텀과 수유 시간에 어느 정도 규칙성을 가지도록 해야 한다. 이 시기에 어떤 기준을 세우느냐에 따라 앞으로의 모유 수유의 패턴과 성공 여부가 결정된다.

:: 출산 일주일 **올바른 모유 섭취량**

아기에게 집중적으로 5분씩 교차 수유를 했을 경우 대략적인 모유 섭취량은 ❶의 표와 같다. 그러나 아기의 특징과 환경에 따라 모유량은 유동적으로 변할 수 있으며, 아기 성장에 필요한 알맞은 양의 모유를 먹고 있는지를 확인할 때는 대소변 배출량과 횟수를 살펴보는 것이 더 효과적이다. 출산 일주일까지는 대변량이, 일주일 이후부터는 소변량이 더 중요하므로 ❷의 표를 참고하여 신경 써서 체크하자.

❶ 날짜별 평균 모유 섭취량

날짜별	1회 모유 수유량	1일 모유 수유 총량
출산 1일 차	5~10cc	약 40cc
출산 2일 차	15~20cc	약 100cc
출산 3일 차	25~30cc	약 240cc
출산 4일 차 이후	60cc 이상	약 500cc

❷ 날짜별 평균 기저귀 개수

소변		대변
출산 1일 차	1회	1일 2~5회
출산 2일 차	2회	
출산 3일 차	3회	
출산 4일 차	4회	
출산 5일 차	5회	
출산 6일 차	6회	
출산 7일 차 이후	6회 이상	

08

유두 혼동은 100% 어른들의 잘못

모처럼의 휴일, 평온한 시간을 보내고 있는데 득달같이 전화가 울렸다. 주일이라 업무용 전화는 받지 않을 생각으로 놔두었는데, 무슨 일이라도 있는지 전화는 계속해서 울리고 또 울렸다. 급한 일인가 싶어 받았더니 한 산모가 다급한 목소리로 나를 찾는다.

"저, 황명숙 원장님이시죠? 제가 너무 급해서…… 저 좀 봐주시면 안 돼요?"

우리 클리닉은 예약제로만 운영되기에 다음 날로 예약하라고 해야 맞지만 간절하다 못해 울기 직전인 산모의 목소리를 듣자니 도무지 거절할 수가 없었다. 1시간 후쯤 클리닉에서 만난 산모는 생각보다 훨씬 심각한 상태였다.

"우리 산이가 젖꼭지를 못 물고 울기만 해요."

제왕절개로 출산한 지 5일째라는 산이 엄마의 가슴은 그야말로 돌덩이 같았다. 내 손이 살짝 스치기만 했는데도 어찌나 괴로워하는지, 옆에서 지켜보던 친정엄마는 계속해서 눈물 바람이었다.

"아기 낳고 바로 수유 시도 안 했어요?"

"하긴 했어요. 그런데 제가 수술한 부위가 너무 아파서…… 마취 깨고 난 다음엔 어느 정도 젖을 물었던 것 같은데, 2~3일 지나고 다시 시도하니까 아예 못 물더라고요. 제 가슴은 퉁퉁 불어 가고, 산이는 젖을 못 물어서 계속 울고……."

상황을 보니 대강 짐작이 갔다. 출산으로 인한 피로감과 수술 부위의 통증으로 엄마는 아기에게 적극적으로 수유 시도를 하지 못했을 것이다. 그리고 병원에서는 그런 산모에게 유축기를 써서 모유를 착유한 다음 젖병으로 수유할 것을 권했을 것이다. 그렇게 2~3일이 지날 동안 계속해서 젖병으로 모유를 먹은 아기는 어느새 젖병 젖꼭지 촉감에 길들여져 엄마 젖꼭지를 거부하게 되는 '유두 혼동'을 겪게 된 것이었다.

문제는 그뿐만이 아니었다. 아기가 엄마 젖을 직접 빨지 못하니 엄마는 유축기로 착유해 젖병으로 모유를 먹일 수밖에 없고, 그 과정을 반복하다 보니 과도한 유축기 사용으로 엄마의 젖양이 자꾸만 늘어나게 된 것이었다. 이때 젖 찌꺼기로 유선이 막히면서 모유가 미처 다 빠져나오지 못하게 되고 이로 인해 엄마의 가슴은 점점 돌덩이처럼 굳어갈 수밖에 없었던 것이다.

나는 끙끙거리는 산이 엄마를 보고만 있을 수 없어 팔을 걷어붙이고 응급으로 유방 마사지를 시작했다. 간혹 경험 없는 엄마들이 딱딱해진 유방을 빨리 풀어야 한다는 생각에 힘을 주어 스스로 마사지하는 경우가 있는데 이럴 때 그런 무리한 마사지는 오히려 탈이 날 수 있다. 최대한 부드럽게 천천히 풀어 주는 것이 무엇보다 중요하다.

나는 어느 정도 마사지가 되었을 때, 친정엄마에게서 아기를 받아 엄마 가슴에 올려 주었다. 아기는 처음에는 엄마의 젖꼭지를 거부하며 빨려고 들지 않았다. 하지만 아기가 엄마 젖꼭지를 물 수 있도록 계속해서 옆에서 도와주며 아기와 엄마의 자세를 교정해 가자 마침내 아기가 엄마 젖을 빨기 시작했다. 수유를 시도한 지 30분만의 일이었다. 아기가 젖을 빨자 엄마는 편안함과 시원함에 자기도 모르게 탄성을 질렀다.

"아…… 원장님. 이제야 좀 살 것 같아요."

산이 엄마의 경우는 전형적인 유두 혼동 사례였다. 유두 혼동은 엄마의 가슴 유형편평 유두나 함몰 유두 등에 따라 아기들이 젖 물기를 힘들어할 때 주로 나타나는데, 아기의 구강 구조에 따라 젖 물기를 힘들어하는 경우에도 발생할 수 있다.

'반드시 모유 수유를 하리라' 다짐하던 엄마들도 아기가 젖을 물지 못하고 배가 고프다고 울면서 보채면 마음이 약해져 유축기를 사용할 수밖에 없게 된다. 특히 제왕절개로 출산한 엄마들은 수술 부위의 통증이 있는 상태에서 배고프다고 우는 아기를 안고 모유 수유를 시도하는 것이 힘에 부칠 수밖에 없다. 어쩔 때는 유축기를 쓰는 것조차 힘이 드는데, 이때 병원에서 분유를 권유한다면 그 달콤한 제안을 거절하기란 결코 쉽지 않을 것이다.

아기에게 성취감을 길러 주는 엄마가 되자

하지만 분명히 알아야 할 것은 아기들의 유두 혼동은 100% 어른들의 잘못이라는 점이다. 아기가 젖을 물지 못해서 일어난 일이고 배고픈 아기를 위해 모유나 분유를 젖병에 담아서 주는 것은 어찌 보면 피할 수 없는 현실인 것처럼 보이기도 하지만, 준비된 엄마라면 얼마든지 피할 수도 있는 일이기 때문이다. 산전 교육과 유방 관리를 통해 자신의 유방 상태를 미리 확인한다면 편평 유두나 함몰 유두라 할지라도 그에 알맞은 관리와 수유법을 익혀 모유 수유에 성공할 수 있다. 또한 엄마의 가슴 모양과 상관없이 아기의 구강 구조 때문에 젖 물기가 어려운 경우는 엄마의 빠른 판단과 결정만 있다면 간단한 시술을 통해 교정이 가능하다.

하지만 이미 유두 혼동이 생겼다고 해서 좌절하거나 모유 수유를 포기할 필요는 없다. 유두 혼동이 발생한 지 2~4주 내에 전문가를 찾아 도움을 받는다면 얼마든지 치료가 가능하다. 과도한 유축기 사용이나 수유 시 아기의 잘못된 입 모양으로 인해 엄마의 유두에 심한 상처가 난 경우에는 필요에 따라 유두 보호기나 교정용 젖꼭지 등을 통해 젖 물리기 연습을 할 수도 있다.

유두 혼동 치료에 있어 무엇보다 중요한 것은 아기 스스로 엄마 젖을 빨 수 있는 힘을 길러 주는 것이다. 아기가 젖을 물지 못하고 배고파서 울 때 마음이 약해져 유축기를 꺼내지 말자. 아기를 진실로 사랑하는 엄마라면 아기가 배고플까 봐 걱정하기보다는 아기가 성취감을 느낄 기회를 엄마 손으로 차단하는 것은 아닌지를 먼저 생각하자.

09

먹을 시간엔 자고, 잘 시간엔 보채는 우리 아기

하루는 출산 일주일 된 엄마의 유방 마사지를 해주며 이런저런 이야기를 하고 있을 때였다. 직업이 약사인 엄마는 육아 상식이나 산전, 산후 관리에 대해서도 박식했다. 그런데 엄마가 하소연하듯 하는 소리에 나는 내 귀를 의심하지 않을 수 없었다.

"우리 기쁨이는 하루 종일 젖만 물고 있으면서 밤에는 왜 또 그렇게 안 자고 보채는지…… 힘들어 죽겠어요, 원장님."

잠시 후 수유 훈련을 위해 아빠가 데리고 온 기쁨이를 보자 나는 또 한 번 놀랄 수밖에 없었다. 일주일 된 아기의 몸이 마치 한 달은 된 것처럼 컸기 때문이다.

하루 종일 엄마 젖을 물고 있다는 것은 분명 아기가 잘못된 수유 습관을 가지고 있다는 뜻일 텐데, 육아에 대해 무지한 사람도 아니고 게다가 약사라는 직업까지 갖고 있으면서 어떻게 이렇게까지 방치하고 있었는지 이해가 되지 않았다. 교육 수준이 높다고 아기 양육에 대한 이해가 깊은 것은 아니라는 것을 다시 한 번 깨닫게 되는 순간이었다.

"수유 텀이 어떻게 돼요, 엄마?"

"뭐, 대중없어요. 사실 제가 젖양이 적어서 아기한테 항상 조금이라도 더 먹이려는 편이거든요. 그런데 젖을 물고 3~4분쯤 지나면 아기가 졸아요. 졸면서 빨면서 그러는 것 같은데……."

"그거 먹는 거 아니에요, 자는 거지. 5분씩 5분씩 교차 수유 해야 한다고 산전 교육 받았던 기억 안 나요?"

"알긴 아는데요, 계속 빠니까 강제로 입에서 젖을 빼기도 뭣하고…… 그랬더니 애가 밤낮 없이 계속 안겨 있으려고만 하는 거 있죠? 젖을 안 물면 잠도 안 자고요. 그런데 막상 배고플 때는 또 안 물더라고요. 아기들 다 그런 거 아니에요?"

참으로 안타까운 경우였다. 기쁨 엄마처럼 아기의 수유 습관에 대해 하소연만 할 뿐 문제의식을 느끼지 못한 채 계속해서 지금과 같은 상태로 지낸다면 아기의 수유 습관을 고치기는 힘들다.

출산하고 수유 훈련을 시작하는 것은 3~4일째가 가장 적당하다. 경우마다 조금씩 다를 수 있지만 결코 일주일을 넘겨서는 안 된다. 일주일 안에 제대로 된 수유 습관을 들이지 못하면 모유 수유는커녕 흔히 말하는 '백일의 기적'은 아득히 멀어지게 된다. 하지만 자신과 아기가 지금 잘못된 수유 습관에 길들여져 있음을 알고 지금이라도 교정을 시작한다면 희망이 없는 것은 아니다.

기쁨 엄마뿐만 아니라 앞서 이야기했던 윤찬 엄마의 경우처럼 초보 엄마들은 수유를 하면서 아기가 계속 젖을 빨고 있으면 수유 시간 5분이 지났다 할지라도 매몰차게 젖을 빼내지 못하는 경우가 많다. 자는 것처럼 보이지만 혹시라도 아직 젖을 빨고 있을지도 모르기에 강제로 빼내지 못하는 것이다. 다시 한 번 강조하지만 대부분의 아기는 엄마 젖을 물기 시작한 지 5분쯤 지나면 그 편안함에 졸기 시작해 가수면 상태에 들어간다. 아기가 계속 입을 움직이는 것은 아기의 본능적인 행동일 뿐 결코 젖을 먹고 있는 상태가 아니라는 얘기다. 이런 식으로 젖을 충분히 먹지 못한 상태에서 잠들게 되면 아기는 얼마 지나지 않아 깰 수밖에 없고, 그러면 또 배고프다며 엄마 젖을 찾게 되는 것이다. 과연 이 악순환의 고리를 어떻게 끊어야만 하는 것일까?

아기에게 잘 시간과 먹을 시간을 구분해 주자

이럴 때 엄마들은 조금 과감해질 필요가 있다. 수유를 시작하고 5분이 지난 뒤 아기가 젖만 물고 있을 뿐 입아귀의 움직임이 없고 목 넘김이 보이지 않는다면 엄마는 젖꼭지를 물고 있는 아기의 입을 과감하게 떼어 내 아기를 깨워야 한다. 아기가 깰까 봐 젖꼭지를 살살 빼내는 엄마들이 많은데, 그러면 아기는 본능에 따라 뺏기기 싫어서 오히려 젖꼭지를 더 꽉 물게 되고 그러면서 칭얼거리며 보채게 되기 때문이다.

즉 수유한 지 5분이 지나면 엄마는 유륜을 눌러서 아기 입에 엄마의 손가락이 들어가게 한 후 단호하게 젖꼭지를 빼내며 아기를 깨워야 한다. 그러고 나서 아기를 엄마 어깨에 기대 올려 안고는 천천히 트림을 시켜 준 뒤 다시 반대쪽 가슴으로 5분 동안 수유한다. 앞에서도 말했듯이 여기에서 말하는 5분이라는 것은 통상적으로 아기들이 집중적으로 젖을 빠는 시간을 말하며 아기마다 개인차는 있을 수 있다.

이렇게 아기 일수에 맞추어 계속 교차 수유를 해주고 마지막 트림을 시킨 다음 아기가 가수면이 아닌 진수면에 들어갈 때까지 충분히 토닥거려 재우는 것이 중요하다. 이런 훈련의 반복을 통해 아기는 수유 시간에는 집중적으로 젖을 먹게 되고 수면 시간에는 잠을 자는 올바른 생활 패턴을 학습하게 되는 것이다.

기쁨이가 밤에 보채고 젖만 찾았던 것도 바로 수유 시간과 수면 시간 훈련이 안 되었기 때문이다. "엄마, 나 배고파요. 저 잠자느라 충분히 젖을 못 먹었단 말이에요"라는 베이비사인이었던 것이다. 그러므로 아기가 밤에 보채고 젖만 찾는다면 아기에게 잘 시간과 먹을 시간을 확실히 구분해 주어야 한다. 하지만 우리 아기가 편히 자고 잘 먹을 수 있는 길은 돈 한 푼 들지 않지만 세상에서 가장 값진 대가를 치러야만 한다. 그건 바로 엄마의 끈질긴 노력과 훈련이라는 대가이다.

10

수유 시간은 아기에게 집중하는 시간

스물일곱의 경산모출산 경험이 있는 산모 주영 엄마가 둘째 시영이를 출산하고 산후조리원에서 퇴원하자마자 우리 클리닉을 다시 찾았다. 내가 다른 산모와 통화를 하고 있자 주영 엄마는 혼자 알아서 아기도 침대에 누이고 옷도 척척 갈아입고는 내 통화가 끝날 때까지 아기와 대화를 나누며 기다렸다.

"우리 시영이 기분이 좋구나~ 시영이가 웃으니까 엄마도 기분이 좋네."

통화를 마치고 산모 침대로 가던 나는 그 모습을 보자 절로 웃음이 났다. 내가 흐뭇한 미소를 지은 것은 3년 전 스물넷의 젊은 엄마였던 주영 엄마가 첫 아기 주영이를 낳고 우리 클리닉을 처음 방문했을 때의 일 때문이었다.

"안방 서랍에 있으니까 잘 챙겨서 와요. 나 지금 고모님하고 작은아버님 댁에 감사 문자 보내야 되니까 끊어요."

당시 주영 엄마는 모유 수유를 하는 내내 손에서 휴대폰을 뗄 줄 몰랐다. 아기가 젖을 물었다 놓쳤다 하며 찡찡대는데도 계속해서 문자만 보내고 있었다. 내가 옆에서 아무리 아기를 잡아 준다지만, 정작 아기를 안고 있는 엄마가 협조하지 않으면 아무 소용이 없는 일이었다.

"혼자 한번 해볼래요, 엄마? 내가 봐줄 테니까."

"잠깐만요. 문자 하나만 더 보내고요."

눈은 여전히 휴대폰에 가있는 젊은 엄마를 보자니 나도 모르게 한숨이 나왔다. 젖을 못 물고 칭얼대는 아기에게도 엄마는 입으로만 한마디 건넬 뿐이었다.

"알았어. 엄마 이것만 좀 보내고."

마지못해 휴대폰을 내려놓은 주영 엄마는 그제야 아기를 안고 수유를 시작했다. 엄마가 아기에게 집중하며 적극적으로 수유를 시도하자 조금 전까지 칭얼거리던 아기는 이내 안정된 자세를 취하며 곧잘 젖을 먹었다. 물론 주영이는 모유 수유를 하는 데 있어 큰 어려움은 없는 아기였다. 스물넷의 젊은 엄마답게 엄마의 몸 상태도 좋았고, 무엇보다 산전 유방 관리로 유방도 부드럽게 마사지해 놓은 상태라 아기가 잘 물고 잘 빨았다. 또한 아기의 입 모양이나 혀 모양도 젖을 빨기에 양호한 상태였다.

"어? 잘 먹네. 그런데 집에서는 왜 그랬지……."

"왜 그랬는지 정말 몰라요? 나는 너무 잘 알겠는데?"

모유 수유에 성공한 엄마들을 보면 가끔 방심하며 안일하게 대처하곤 한다. 아기와 함께 힘겹게 모유 수유 훈련을 해오다가 마침내 아기가 엄마 젖을 무는 것에 익숙해졌다 싶으니 자기도 쉬고 싶은 마음에 아기에게 집중을 하지 않는 것이다. 아기가 젖을 먹는 동안 남편과 이야기를 하거나 전화나 문자를 보내고, 심지어 요즘에는 스마트폰으로 게임을 하는 엄마들도 있다.

잠깐이라도 쉬고 싶고 또 그 틈을 타 다른 사람과 소통하고 싶은 그 마음을 누가 모르겠는가. 하지만 수유 시간은 아기는 아기대로,

엄마는 엄마대로 따로 제 할 일을 하는 시간이 아니라 서로 몸으로 대화하는 시간임을 알아야 한다. 놀랍게도 아기는 엄마가 자신에게 집중하고 있는지 아닌지를 정확하게 알아챈다. 자기 말고 다른 사람과 대화하는 것도 싫어하고, 특히 휴대폰을 만지는 것은 더욱 싫어한다. 아기는 이미 하나의 인격체다. 엄마는 아기가 하나의 인격체라는 사실을 받아들이고 있어야 한다.

베이비사인을 해석할 수 있는 최적의 시간

모유 수유를 하는 시간은 단지 모유만 먹는 시간이 아니다. 엄마와 아기가 서로의 체온을 나누며 몸짓으로 또 눈짓으로 대화하는 둘만의 시간이다. 그 누구도 둘 사이에 끼어들어서는 안 되고, 그 무엇도 둘 사이를 가로막을 수 없으며, 그 어떤 것도 둘의 교감보다 더 중요할 수는 없다. 더구나 아기가 몸으로 하는 말을 알아들어야 하는 엄마가 아기의 베이비사인을 이해하고 해석할 수 있는 최적의 시기인 모유 수유 시간에 아기에게 집중을 하지 않다니, 자신이 지금 실로 어마어마한 것을 놓치고 있다는 걸 이 젊은 엄마는 모르고 있었던 것이다.

"아기가 왜 우는지 정말 모르겠어요? 엄마가 자기한테 집중하지 않으니까 질투하는 거잖아요. '엄마, 저 좀 봐주세요. 저랑 눈을 마주쳐 주세요.' 하는 거잖아요."

"정말요? 와, 참 기분 좋은 질투네요?"

내 말에 금세 행복한 미소가 번지며 사랑스러운 눈으로 아기를 바라보는 이 젊은 엄마를 보자니, 아기가 아기를 키우는 게 아닐까 싶던 나의 걱정은 이내 눈 녹듯 사라졌다. 질투하는 아기와 사랑스러운 엄마, 이보다 좋은 관계가 어디 있을까.

"아~ 아~ 아~ 그렇지, 우리 시영이 잘 먹네. 다음은 이쪽 맘마 먹어 볼까?"

불과 3년 전 남편과 통화하기 바쁘고 문자 보내기 바빴던 주영 엄마는 어느새 노련한 엄마가 되어 있었다. 시영이에게 수유를 하면서 아기와 끊임없는 대화를 나누고 있는 것이다. 아기는 엄마의 배 속에 있을 때부터 끊임없이 엄마와 이야기를 나누어 왔다. 그렇게 40주를 엄마와 소통하면서 보낸 아기는 배 속에서부터 느낀 그 좋은 감정으로 이 세상에 태어났고 그렇게 계속 엄마와 대화 나누기를 원한다. 주영 엄마는 첫 아기의 경험을 통해 모유 수유 시간을 더욱 행복하게 만들어 갔고 좋은 베이비사인 사례가 되었다. 처음부터 완벽한 엄마는 없다. 아기가 보내는 베이비사인에 집중하고 아기와 함께 있는 것이 최고의 엄마가 되는 지름길이다.

NOTE

:: 수유할 때 아기와 대화하는 법

1. 부드러운 말투로 계속해서 칭찬한다

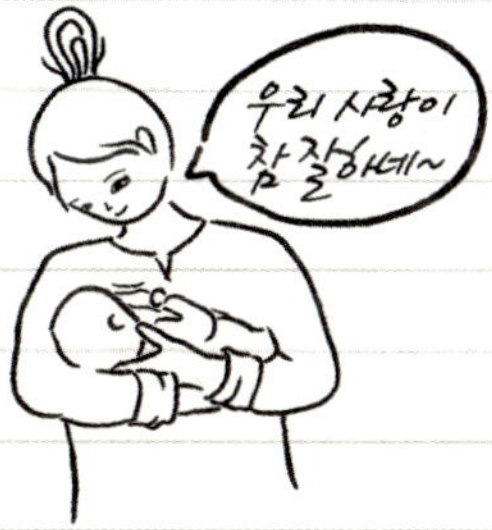

아기가 수유 자세를 취하면 부드러운 말투로 아기를 응원하며 "엄마가 도와줄까? 그렇지, 우리 사랑이 참 잘하네~" 하면서 끊임없이 아기를 칭찬해 준다.

2. 반드시 아기에게만 집중한다

아기가 젖을 다 먹을 때까지 아기에게 집중하며 아기와 대화하듯 말을 건넨다. 이때 남편은 물론 주위 사람과 대화하거나 휴대폰을 만지는 행위도 삼가도록 주의한다.

3. 아기의 정서·감성 발달에 도움이 되는 말을 건넨다

아기가 젖을 먹을 때 엄마가 아기에게 끊임없이 말을 하는 행위는 엄마가 임신 중에 배 속의 태아에게 말을 하며 엄마의 음성으로 태아에게 안정감을 주었던 것과 같은 이치라고 할 수 있다. 모유 수유를 하면서 아기와 대화하듯 말하는 것은 엄마와 아기 사이의 신체적, 정서적 안정감을 형성하면서 아기의 감성 발달에도 큰 영향을 미친다.

11

무조건 먹이려는 모성 본능은 유두 상처만을 남길 뿐

"아니, 유두가 이렇게 될 때까지 먹인 거예요? 이걸 참아 가면서!"

울상을 한 채 클리닉을 찾은 현진 엄마의 가슴을 보자 나도 모르게 목소리 톤이 높아졌다. 그동안 상처 난 유두를 수없이 봐왔지만 이렇게 심한 유두 상처는 정말 처음이었다.

"이건 참을성도 아니고 모성도 아니야. 미련한 거지. 이것 봐요. 살점이 떨어져 나가기 직전이잖아요. 어떻게 이렇게 될 때까지……."

"아기가 젖을 물 때마다 많이 아프기는 했어요. 그렇다고 아기가 먹고 있는데 젖을 뺏을 수는 없잖아요."

나는 말문이 막혀서 멍하니 엄마를 바라보았다. '그래, 알지. 그게 엄마 마음이지' 싶으면서도 아무리 그렇다 해도 이건 너무한다 싶었다. 하지만 뒤늦게 잔소리를 하면 무엇하겠는가. 이미 일은 벌어졌고 엄마는 말 그대로 환자가 되어 있는 것을.

"우선 현진 엄마는 당분간 모유 수유 할 수 없어요. 약국에 가면 항균 처리된 패드 있으니까, 일단은 모유 수유를 중단하고 항균 패드 사다가 브래지어 안에 대고 있어요."

유두 상처가 심한 경우 몇 가지 원인이 있지만 나는 조금 전 현진 엄마가 한 말이 신경 쓰였다.

"아기가 젖을 물 때마다 아프다고 했죠? 현진이 입안 좀 봐야겠다."

역시나 예상대로였다.

"현진이 설소대단축증인 것 알아요?"

"네? 그게 뭐예요? 우리 현진이가 무슨 병이 있어요?"

"이거 아주 간단하게 고칠 수 있는 건데, 그것도 모르고 이렇게 될 때까지 놔뒀으니…… 무조건 먹이려고만 하는 게 좋은 게 아니에요, 엄마."

유두 상처의 다양한 원인

현진 엄마의 경우처럼 유두 상처 때문에 일시적으로 모유 수유에 어려움을 겪거나 심하면 단유를 하는 산모를 종종 보게 된다. 나만 참으면 되니까 무조건 먹이고 보자는 잘못된 모성으로 인한 상처지만, 역시 이 모성으로 특유의 인내심을 발휘하여 상처 난 유두를 잘 치료하면 다시 모유 수유를 성공적으로 해낼 수 있다.

1. 아기의 구강 구조를 점검하지 않았을 때

유두 상처의 원인에는 여러 가지가 있는데, 특히 현진 엄마의 경우처럼 아기의 구강 구조 문제로 인한 사례가 적지 않다. 현진이의 경우 설소대단축증으로, 혀의 아랫면과 입의 바닥인 구강저를 연결하는 막인 설소대가 짧아 혀의 운동이 제한되는 증상을 말한다. 이럴 경우 아기가 젖을 잘 물지 못해 억지로 힘을 주는 과정에서 엄마의 유두에 상처가 날 수 있다.

설소대단축증의 경우 신생아 때 혀 안쪽 끝을 살짝만 잘라 주면 되는 간단한 시술로 해결할 수 있는데, 대부분의 산모가 이를 두려워하거나 아예 이 증상에 대해 알지 못해 그냥 지나치곤 한다. 아기가 엄마 젖을 잘 물지 못한다면 한 번쯤은 의심해 봐도 좋을 것이다.

2. 잘못된 모유 수유 훈련으로 인해

아기의 구강 구조에 이상이 없는 경우에도 유두에 상처가 난다면 모유 수유 훈련이 잘못된 것은 아닌지 확인할 필요가 있다. 모유 수유를 할 때 엄마는 아기가 젖을 문 입의 아래턱을 내려 주고 윗입술을 뒤집어 주어 아기가 깊은 젖 물기를 할 수 있도록 도와주어야 유두 상처를 예방할 수 있다는 것을 다시 한 번 기억하자.

3. 아기의 잘못된 혀 놀림을 교정하지 않았을 때

또 다른 원인으로는 아기가 혀를 안쪽으로 말고 있는 습관이 들어서일 수도 있다. 아기의 혀 놀림이 바르지 못할 경우 엄마 젖을 물지 못하게 되고 이로 인해 유두에 상처를 낼 수 있기 때문이다. 이럴 때는 엄마의 깨끗한 손을 아기 입안에 넣어서 혀 내리기 운동을 시켜 주는 것이 좋다. 처음에는 효과가 나타나지 않을 수도 있지만, 반복적으로 충분히 시간을 들여 연습하면 교정될 수 있다.

4. 과도한 유축기 사용으로 인해

또한 유축기의 과도한 사용으로 유두에 상처가 나는 경우도 적지 않다. 유축기 사용으로 나타나는 대표적인 부작용은 바로 유두에 물집이 생기는 것이다. 물집이 심해지면 열상이 생기거나 살점이 너덜너덜해져 피가 날 수 있으며 더 악화될 경우 살점이 떨어져 나갈 수도 있다. 만약 이럴 때 상처에 균이 들어가게 되면 유선염이 생기기도 하는데 나중에 화농성으로까지 번질 수도 있기 때문에 유두 상처는 최대한 빨리 치료하는 것이 무엇보다 중요하다.

유두 상처가 아주 심하지 않은 경우, 엄마가 통증을 참을 수 있는 정도라면 깊은 젖 물리기를 해서 5분씩 5분씩 짧게 수유하는 것도 좋다. 최소한의 물림으로 최대한의 효과를 볼 수 있도록 하는 것이다. 하지만 유두 상처가 심해 살점이 떨어져 나가거나 피가 나는 경우라면 일단 수유를 멈추어야 한다. 그 기간에는 어쩔 수 없이 아기에게 분유를 먹이면서 엄마의 유두를 치료해야 하는데, 젖이 고여 있으면 유방 건강에도 좋지 않기에 손으로 착유해 주어야 한다. 무엇보다 상처 난 유두에 통풍을 잘 시켜 주는 것이 가장 큰 도움이 된다.

유두 상처를 한시라도 빨리 치료해야 하는 이유는 엄마의 위생과 아기의 건강 때문도 있지만 유두 상처의 심각한 통증으로 인해 자칫 엄마들에게 모유 수유 자체가 공포스러운 일로 각인되어 모유 수유를 아예 포기하는 일도 발생할 수 있기 때문이다. 물론 현진 엄마처럼 자신의 살점이 떨어져 나가는 고통을 참아 가며 수유를 하는 엄마들도 있다. 하지만 이것은 잘못된 모성이다. 엄마가 고통 속에서 하는 수유는 아기에게도 결코 행복한 수유가 되지 못한다. 또한 상처 난 엄마의 젖꼭지에서 질 좋은 모유가 나올 리도 없다. 유두 상처가 났을 때 엄마가 가장 명심해야 할 것은 무조건 먹이려는 모성 본능과 싸워야 한다는 것이다. 운다고 먹여서는 안 된다. 가엾다고 참아서는 안 된다. 엄마의 유두에 상처가 났을 때는 그 상처를 치료하는 것이 가장 우선시되어야 한다. 그것이 엄마와 아기, 모두를 위한 최선의 길이다.

NOTE

:: 유두 상처 예방법

1. 깊은 젖 물리기를 시도한다

산모가 편평 유두 또는 함몰 유두이거나 아기가 설소대단축증일지라도 모유 수유에 있어 대원칙은 항상 깊은 젖 물리기다. 올바른 수유 자세로 젖을 물린 후 아기의 아래턱을 내려 주고 윗입술을 뒤집어 주어 입 모양을 교정해 준다.

2. 방수용 패드로 인해 유두가 습해지지 않도록 한다

방수용 브라 패드를 착용할 경우 습한 환경으로 인해 유두 상처의 회복이 더뎌지므로 세탁이 쉽고 통기성이 좋은 면 패드를 사용하는 것이 좋다.

3. 수유할 때 아기 얼굴이 엄마 가슴을 향하고 있는지 확인한다

모유 수유를 할 때는 아기의 얼굴이 반드시 엄마의 가슴을 향해야만 한다. 하지만 아기가 젖병을 빨던 기억을 가지고 있거나 자세를 바꾸는 과정에서 간혹 엄마 젖을 입에 문 채로 고개를 돌리거나 엄마 몸에서 멀어지는 경우가 있다. 이때 아기는 유두를 놓치지 않으려고 더 꽉 물게 되면서 유두에 상처가 날 수 있다. 움직이는 아기를 따라 엄마 몸이 가주는 것이 아니라 아기가 올바른 수유 자세를 습득하도록 도와주자.

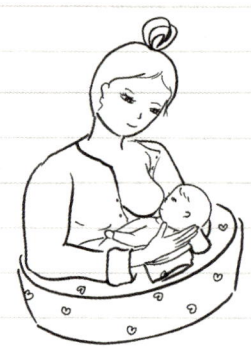

4. 아기가 깰까 봐 유두를 살살 빼지 않는다

수유를 끝낸 후 아기가 깰까 봐 유두를 살살 빼내는 경우가 많은데, 이럴 경우 아기는 본능에 따라 뺏기기 싫어서 오히려 더 꽉 물게 되고 이때 아기 입의 흡입력으로 인해 유두에 상처가 날 수 있다. 수유를 끝낸 후에는 엄마가 유륜을 지그시 눌러서 아기 입에 공기가 들어가게 한 후 단호하게 유두를 빼내도록 한다.

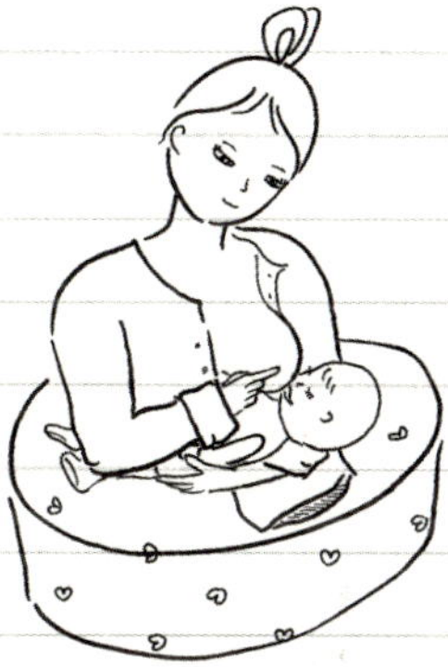

5. 유두를 너무 자주 씻지 않는다

유두에 젖 찌꺼기가 낄 것을 염려하여 자주 씻어 내는 경우가 있는데, 유두를 너무 자주 씻으면 유두 주위의 오일 보호층이 벗겨져 오히려 유두가 쉽게 상처 입는 환경을 만들 수 있다. 샤워하면서 가볍게 닦아 내는 정도의 일상적인 위생 관리면 충분하기에 유두를 따로 씻을 필요는 없다.

6. 유두에 크림이나 연고 등을 사용하지 않는다

유두에 상처가 났다 해도 크림이나 연고의 사용은 가급적 피하는 것이 좋다. 크림이나 연고는 아기에게 수유를 할 때 다시 닦아 내야 하는데 그때 유두의 오일 보호층도 함께 제거되기 때문에 유두가 더욱 건조해지는 악순환이 반복될 수 있다.

12

완모하려다 단유하게 될 줄이야

서희 엄마는 작은 키에 43kg밖에 되지 않는 왜소한 체구의 산모였다. 하지만 체력이 약한 자신의 콤플렉스를 이겨 내기 위해서라도 아기만큼은 누구보다 튼튼하고 건강하게 키우고 싶었기에 무슨 일이 있어도 모유 수유를 하겠다는 강한 의지를 보였다. 그러나 출산한 지 일주일째에 우리 클리닉을 찾아왔을 때 그녀의 가슴은 도저히 모유 수유를 할 수 없는 심각한 지경이 되어 있었다.

"아니, 가슴이 왜 이렇게 된 거예요?"

벌겋게 퉁퉁 부어오른 서희 엄마의 가슴은 그녀의 작은 몸과 대비되어 더욱 비대해 보였다. 서희 엄마가 울먹이며 들려주는 자초지종은 이랬다.

출산 후 생각보다 젖양이 많지 않자 산후조리원에서는 유축기를 사용해 젖양을 늘릴 것을 권했고, 그렇게 하니 거짓말처럼 젖양이 어마어마하게 늘어나기 시작했다는 것이다. 처음에는 젖양이 늘어 좋았지만 그렇게 하루가 지나고 이틀이 지나자 서희 엄마는 '이건 뭔가 잘못됐구나' 싶어 산후조리원에 이야기했지만 젖양이 지나치게 많아진 것에 대해 조리원에서는 별다른 조치를 취해 주지 않았다. 어쩔 수 없이 그녀는 엄청나게 늘어난 젖을 3시간마다 유축기로 짜내야만 했고 아기에게 직접 수유를 해도 감당할 수 없을 만큼 젖양이 늘어나자 급기야 유방이 붓기 시작한 것이다.

"제가 너무 아파하니까 산후조리원에서 유방 마사지를 해줬어요. 그런데 그 마사지도 너무 아픈 거예요. 마사지받은 후에는 손도 못 댈 정도로 더 부어올랐고요. 저 어쩌면 좋아요, 원장님……."

나는 일단 서희 엄마를 진정시키고 유방 마사지를 시작했다. 스치기만 해도 민감하게 반응하던 서희 엄마는 내가 조심스럽게 마사지를 하자 어느새 긴장이 풀렸는지 스르르 눈을 감았다.

“아, 원장님. 하나도 안 아파요. 세상에, 이런 게 있었다니…….”

서희 엄마는 그동안 고생한 게 생각났는지 자꾸 눈물을 훔쳤다. 퉁퉁 부은 가슴 때문에 그토록 고통스러운 시간을 보내다가 유방 마사지를 받으며 이렇게 편안해질 수 있다는 것에 대해 억울한 마음과 기쁜 마음에 만감이 교차해서 흐르는 눈물이었다.

“서희 엄마, 그만 울어요. 어때요, 이제 좀 편하죠?”

“네, 원장님. 정말 정말 편해요.”

나는 기본적인 유방 순환을 도와주고 배유구를 트여 주면서 유방 압력을 빼는 마사지를 해주었다. 서희 엄마는 이제야 제대로 아기에게 모유 수유를 할 수 있다는 생각에 안심하며 기쁘게 돌아갔다.

그런데 문제는 며칠 후에 일어났다. 서희 아빠로부터 전화가 온 것이다.

“원장님, 제발 제 아내 좀 말려 주세요.”

서희 아빠의 목소리가 너무나도 절박해 나는 클리닉의 마지막 예약이 끝난 시간에 서희 엄마와 함께 와보라고 했다. 밤늦은 시간에 찾아온 서희 엄마를 본 순간 나는 입이 떡 벌어지고 말았다.

“세상에! 아니, 서희 엄마. 왜 이렇게 얼굴이 야위었어요?”

“원장님, 그게요…….”

서희 엄마는 민망함과 노곤함이 교차하는 얼굴로 말을 잇지 못했다. 보다 못한 서희 아빠가 그간의 사정을 이야기했다. 클리닉에서 유방 마사지를 받은 후 모유 수유가 순조로워지자 서희 엄마는 모유 수유의 기쁨을 실컷 만끽했다고 한다. 그런데 문제는 이미 엄마의 몸이 많이 축나 있는 상태인 데다 그동안 산후조리원에서 빈번한 유축기 사용으로 인해 잘못 길들여진 습관 때문에 젖양이 너무 늘어나 있었다는 사실이었다. 하지만 서희 엄마는 젖양을 조절할 생각은 하지 않고 오히려 이를 기쁨으로 받아들이며 행복감에 젖어 계속 모유 수유에 집중했던 것이다. 자신의 몸이 상하는 것도 모르고, 적당한 젖양과 수유 텀도 생각하지 않은 채 무조건 모유 수유에 집중하다 보니 엄마의 몸은 점점 야위고 상할 수밖에 없었다. 당시 그녀의 몸무게는 32kg밖에 되지 않는다고 했다.

"서희 엄마, 안 되겠어요. 단유합시다. 모유 수유로 아기가 건강해지는 것도 중요하지만 이러다가는 엄마가 먼저 죽겠어요. 이건 치료적 단유예요. 어쩔 수 없어요. 알았죠?"

결국 서희 엄마는 눈물을 펑펑 흘리며 고개를 끄덕였다.

무턱대고 유축기를 사용하면 안 되는 이유

서희 엄마의 경우 자신의 정확한 유방 상태를 몰라 모유 수유를 효과적으로 할 수 없었던 점과 산후조리원의 잘못된 판단 그리고 미흡한 조치를 문제 요인으로 들 수 있었다. 결국 모유 수유를 위해 유축기를 사용했다가 오히려 단유를 하는 결과를 낳게 된 것이다.

출산 5~7일째의 산모들이 특별히 주의해야 할 점이 바로 이 유축기 사용이다. 산후조리원에서 유축기 사용을 권한다고 할지라도 특별한 몇몇 경우를 제외하고는 가능하면 유축기를 사용하지 않는 것이 좋다. 서희 엄마는 자신의 왜소한 몸과 약한 체력이라는 콤플렉스를 치유하고자 누구보다 완모를 꿈꾸었지만, 오히려 그것이 화를 키워 치료적 단유를 할 수밖에 없게 만들었다. 누구보다 의지가 강했지만 피할 수 없는 상황이라는 것도 있는 법이다. 아기에게 가장 좋은 것, 엄마가 아기에게 줄 수 있는 것 중에 가장 귀한 것은 물론 모유이지만 이 귀한 선물을 아기에게 현명한 방법으로 주는 것, 무엇보다 엄마 스스로 건강해져서 아기의 든든한 버팀목이 되어 주는 것 또한 매우 중요한 일일 것이다.

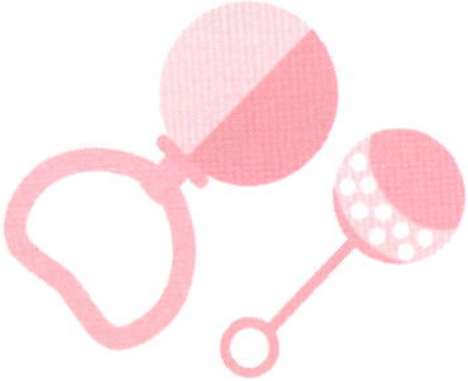

NOTE

:: 유축기 사용법

❶ **유축기 사용 유무** 유축기는 되도록 사용하지 않는 것이 좋으나 아기가 인큐베이터 안에 있거나 기타 질병으로 병원에 입원한 경우에는 사용하도록 한다.

❷ **유축기 사용 장소** 엄마가 최대한 편안함을 느끼는 공간에서 사용하는 것이 좋다. 엄마의 마음이 편해야 착유도 용이하고 양질의 모유가 나올 수 있다.

❸ **유축기 사용 시간 및 간격** 아기가 3~4시간 간격으로 모유 수유를 하기 때문에 유축기도 이와 같은 텀으로 3~4시간마다 10~15분씩 착유하는 것이 좋다. 이때 유축 시간을 아기가 수유하는 시간대와 비슷하게 해야 나중에 아기에게 다시 모유 수유를 할 때도 엄마 몸이 혼동하지 않고 일정하게 생체 리듬을 맞출 수 있다.

❹ **유축기 선택 요령** 유축기는 그 종류와 성능이 다양하다. 간단한 구조로 된 저가의 유축기보다는 가격대가 조금 높아도 성능이 좋고 위생 관리나 살균 세척이 편리하게 되어 있는 유축기를 선택하는 것이 좋다.

❺ **유축기 관리 요령** 유축기를 사용한 후에는 반드시 세척해 깨끗한 상태로 보관하도록 한다. 아기에게 위생적이고 신선한 모유를 공급하면서 엄마의 유두 관리도 청결하게 하기 위해서는 유축기 세척이 필수적이다.

13

엄마 몸은 인큐베이터

초산모들이 흔히 착각하는 것 중의 하나가 바로 '모유가 돌 때까지 기다려야 한다'는 생각이다. 젖이 잘 나오지 않는 경우 출산 후에 아직 몸이 회복되지 않은 것으로 여기거나 '나는 원래 젖이 잘 안 나오는 체질인가 보다' 하는 생각으로 모유 수유를 포기하고는 아기에게 분유를 먹이기 시작하는 것이다. 물론 배고프다고 우는 아기를 그저 바라보고만 있을 수는 없기에 분유라도 먹이려는 그 심정을 누가 모르겠는가. 하지만 아기에게 당장의 배고픔을 채워 주는 것보다 더 중요한 것이 있다는 것을 뒤늦게 아는 엄마들이 있다. 율이 엄마의 경우가 바로 그랬다.

"원장님, 저 출산한 지 5일째인데요. 아직도 젖이 안 나와요. 어제부터 가슴도 너무 빵빵해서 아프고요."

병원에서 퇴원하자마자 클리닉을 찾아온 율이 엄마는 젖이 돌지 않아 제대로 모유 수유 한번 시도해 보지 못했다고 했다.

"젖이 잘 안 나온다고요?"

"네. 첫날부터 그랬어요. 아기 좀 배불리 먹여 봤으면 소원이 없겠어요. 이제는 어쩔 수 없이 분유 먹이는 게 낫겠죠? 아니면 유축기로 짜서 젖병으로 먹이는 게 나을까요?"

율이 엄마의 말에 나는 걱정되는 마음과 다행스러운 마음이 동시에 들었다.

모유가 나오지 않는 상황에서 엄마의 가슴이 빵빵하게 부어올랐다는 것은 지금 가슴에 젖이 가득 차있다는 얘기로, 그렇다면 산모는 매우 힘든 상태임에 분명했다. 그러나 한편 다행스러운 것은 엄마가 아직 유축기를 사용하기 전이라는 것과 분유를 먹이지 않았다는 점이다. 만약 산모가 이미 유축기로 착유해 젖병으로 모유를 먹였거나 분유를 먹였더라면 아기는 아마도 유두 혼동을 일으켜 모유 수유가 더욱 힘들어졌을 수도 있기 때문이다.

"아기에게 처음으로 젖 물린 게 정확히 언제였어요? 출산하고 2시간 안에 물려 준 거죠?"

"네? 2시간이요? 출산하고 나서는 온몸이 땀범벅인데 어떻게……. 씻지도 않은 몸인데 어떻게 아기를 안고 젖을 줘요? 면역력도 없는 애한테 혹시 병이라도 옮기면 어쩌려고……."

손사래를 치며 질색하는 율이 엄마를 보자니 나는 어이가 없었다. 그리고 율이 엄마가 왜 모유 수유를 하는 데에 이토록 힘들어하는지도 이해하게 되었다.

젖이 돌 때까지 가만히 기다리지 마라

요즘 엄마들은 아기를 낳기 전 책이나 인터넷 등을 통해 여러 가지 경험과 지식을 쌓는다. 하지만 문제는 출산하고 나서 막상 현실에 직면하게 되면 그동안 공부해 온 산전 교육이나 육아에 대한 사전 지식을 깡그리 잊어버리거나 무시해 버리는 경향이 있다는 것이다. 처음 겪어 보는 고통과 힘에 부치는 여러 상황으로 인해 산모들은 그저 눈앞에 닥친 상황을 해결하기에만 급급해 있다. 애써 공부하고 익혀 왔던 육아 지식이나 육아 전문가의 조언은 귀담아 들으려 하지도 않고 말이다.

"율이 엄마, 잘 생각해 봐요. 아기는 엄마 배 속에서 열 달이나 있었어요. 그런데 갑자기 세상에 덜컥 혼자 나왔으니 얼마나 불안하고 두렵겠어요? 한시라도 빨리 엄마가 옆에 있다는 걸 알려 줘야 하지 않을까? 엄마 살과 아기 살이 맞닿아 있게 해줘야 하지 않겠어요? 그래서 2시간 안에 젖을 물려야 하는 거예요."

다행히 율이 엄마는 내 말을 이해했고, 당장 얼마만큼의 젖을 먹는지의 문제보다 정서상의 안정감이 지금 율이에게 필요하다는 것도 인지했다. 또한 그동안 젖 물리기 연습을 적극적으로 하지 않았던 것이 잘못이었다는 것도 깨달았다.

나는 우선 율이 엄마에게 유방 마사지부터 해주었다. 다행히 엄마의 가슴은 아직 완전히 딱딱하게 굳어 있지는 않았다. 부드럽게 마사지해서 가슴을 풀어 준 뒤 엄마의 가슴 앞에 아기를 안겨 주고 올바른 수유 자세가 되도록 교정해 주었다. 아기가 편한 자세로 엄마의 가슴에 집중할 수 있게 해주자 아기는 안 나오는 엄마의 젖을 오래도록 빨면서도 불편해하지 않았다. 잠시 후 아기를 안고 있던 엄마가 깜짝 놀라 탄성을 질렀다.

"어머나! 젖이 나와요, 원장님. 웬일이야, 막 쏟아져요!"

이 당연한 논리에 이처럼 놀라는 율이 엄마를 보자니 안쓰럽기도 했지만 지금이라도 모유 수유가 순조롭게 되어 다행이라는 생각이 들었다. 아기가 빨아 주면 젖은 나오게 되어 있다. 젖이 돌 때까지 기다리는 것이 아니라 적극적인 수유 시도로 아기가 젖을 빨게 해 주면 젖양은 자연히 늘어난다.

율이 엄마의 경우 처음에는 요즘 엄마들이 흔히 하기 쉬운 '급한 대로 분유라도 먹이자'라는 생각에 갇혀 출산 이후 아기와의 첫 대화에 실패하기는 했지만 이내 잘못을 인지하고 전문가를 통해 수유 자세를 교정하여 올바른 육아의 길에 다시 합류한 사례이다.

태어난 지 2시간 안에 아기에게 젖을 물려 주는 경험은 그래서 중요하다. 간혹 율이 엄마처럼 막 출산을 한 자신의 몸이 땀범벅인 상태라는 이유로 엄마의 배 위에 아기를 올려놓는 것을 꺼리는 엄마들이 있다. 자신의 몸이 여러 가지 잡균으로 지저분한 상태이기에 혹여 아기에게 나쁜 균이라도 옮기면 어쩌나 하는 걱정 때문이다. 또 이제 막 세상에 나온 아기에게 젖을 무는 행위란 너무 힘겨울 것이라는 걱정을 하기도 한다.

하지만 엄마들의 이런 걱정과는 달리 아기는 엄마 몸에 있는 잡균을 경험하면서 면역력이 생겨난다. 또 힘겹게 젖을 찾아 무는 행위를 통해 아기는 인생의 첫 성취감을 맛보게 된다. 엄마 몸은 아기의 건강뿐만 아니라 아기의 심리적, 정신적인 안정을 지켜 주는 인큐베이터 그 이상이기 때문이다.

아기의 모든 울음에는 뜻이 있다

보통 아기가 우는 이유를 가만히 살펴보면 '배고파서', '졸려서', '엄마와의 피부 접촉을 원해서', '기저귀가 젖어서' 등이 대표적이라 할 수 있다. 하지만 단순히 여기에만 머문다면 엄마는 아기와의 대화에 실패했다고 볼 수 있다. 앞에서 이야기했듯이 아기는 엄연히 하나의 인격체이다. 단지 아직 말을 하지 못해 자신의 모든 표현을 '울음'과 '몸짓'으로만 표현할 뿐이다. 그렇다면 아기가 몸으로 하는 말을 가장 잘 알아듣기 위해서 엄마는 어떻게 해야 할까? 아기와 소통을 잘하려면, 아기가 보내는 사인에 가장 먼저 화답하려면 어떻게 해야 하는 것일까?

엄마는 내 아기만의 베이비사인을 누구보다 먼저, 무엇보다 정확히 알아들을 수 있어야 한다. 아기가 보내는 몸짓에 늘 눈과 귀를 열어 두어 체크하고 점검해야 한다. 물론 아기의 베이비사인을 무조건 처음부터 다 읽어 낼 수는 없다. 내 아기가 배고플 때는 어떤 사인을 보내는지, 배가 아플 때나 졸릴 때는 또 어떤 자세를 취하는지 수많은 관찰과 경험을 통해 알아낼 수 있을 뿐이다. 물론 이 모든 것의 바탕에는 엄마와 아기와의 안정된 모아母兒 관계가 잘 형성되어 있어야만 할 것이다.

캥거루는 약 6주 동안의 임신 기간을 거쳐 새끼를 낳는다. 새끼 캥거루는 털이 하나도 없는 완전히 미숙한 상태로 태어나는데, 이 새끼 캥거루는 약 8개월에서 1년 동안을 엄마의 파우치주머니 안에서 살아가게 된다. 어미 캥거루의 파우치에는 젖꼭지가 있어서 새끼 캥거루가 어느 정도 자라 털이 나고 밖에서 생활할 수 있을 때까지 그 안에서 충분히 생활이 가능하다. 새끼 캥거루는 파우치 안에서 엄마 젖을 먹고 엄마와 피부 접촉을 하며 자라는 것이다.

신생아도 이와 마찬가지다. 태어난 뒤 얼마 동안은 새끼 캥거루처럼 엄마의 도움이 필요하다. 갓 태어난 아기는 엄마의 도움이 없이는 아무것도 할 수가 없다. 오직 할 수 있는 것이라고는 '울음'으로 엄마에게 호소하는 일뿐이다.

아기의 모든 울음에는 뜻이 있다. 그렇기에 엄마는 내 아기의 울음에 귀를 기울여야만 하고 그 울음의 뜻이 무엇인지 누구보다 먼저 찾아내야만 한다.

엄마가 내 아기의 울음과 몸짓의 뜻을 알아듣고 그에 가장 먼저 화답하는 데 도움을 주고자, 아기의 행동에 따른 원인 및 해결책과 함께 베이비사인을 이해하는 노하우를 2부에 담았다. 내 아기가 몸으로 하는 말을 가장 잘 알아듣고, 아기와 가장 대화가 잘되는 엄마가 되는 데 도움이 되기를 바란다.

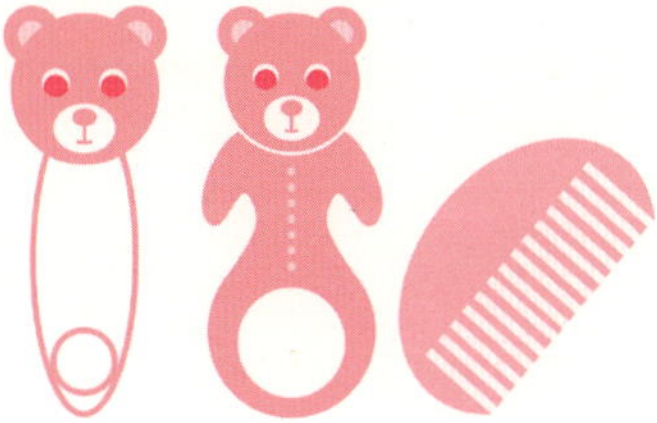

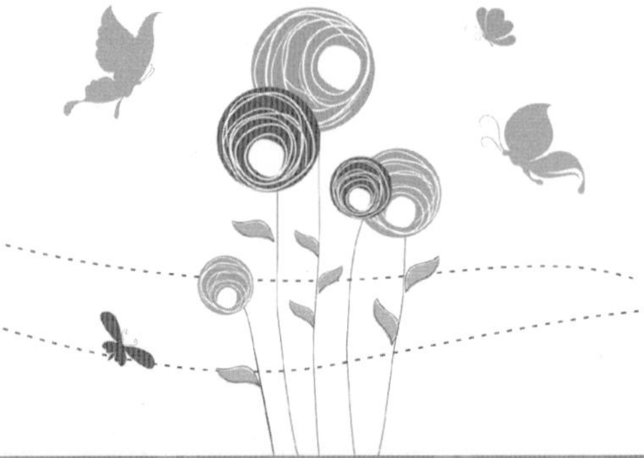

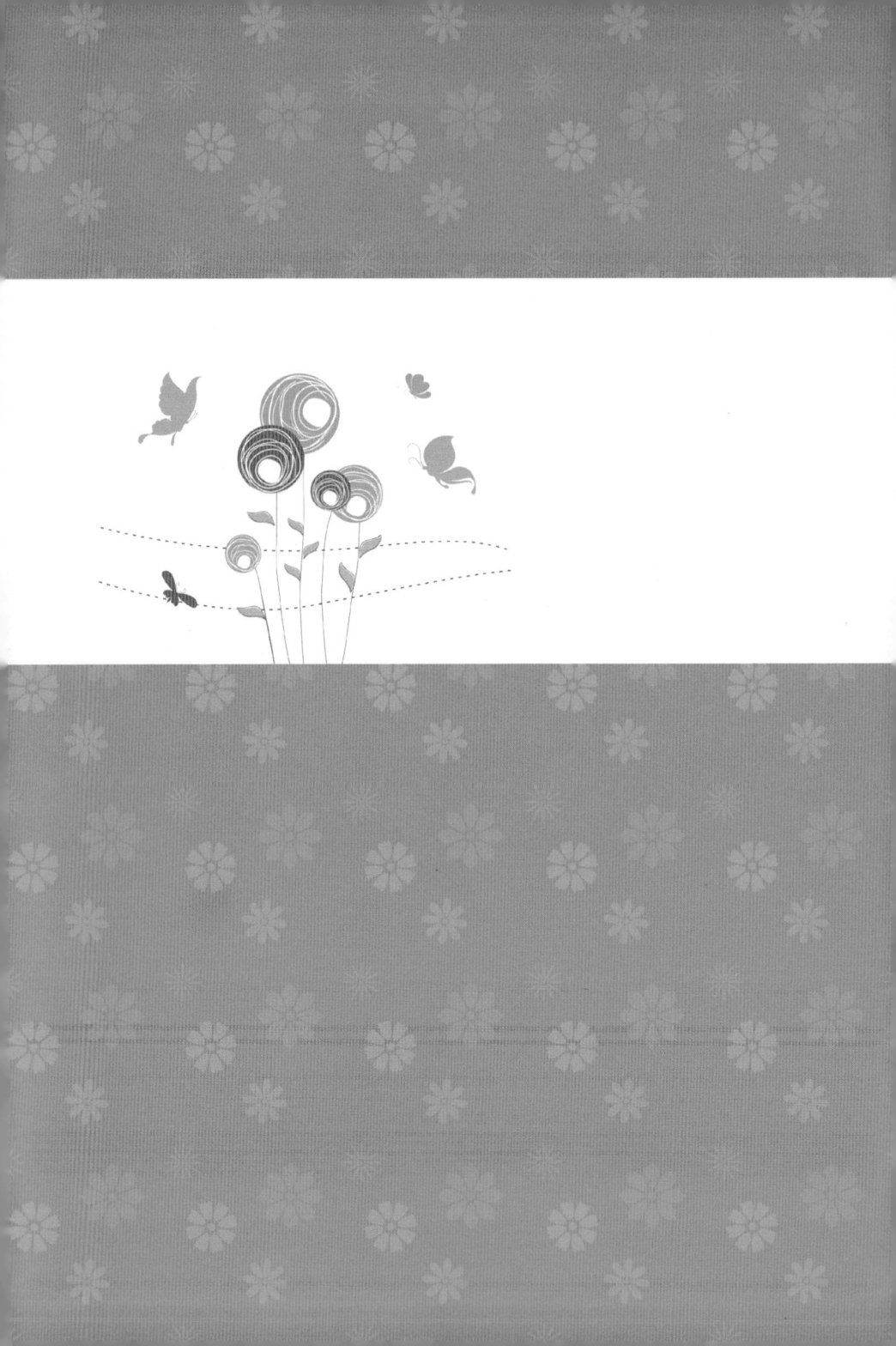

2부

우리 아기와의 첫 대화, 베이비사인

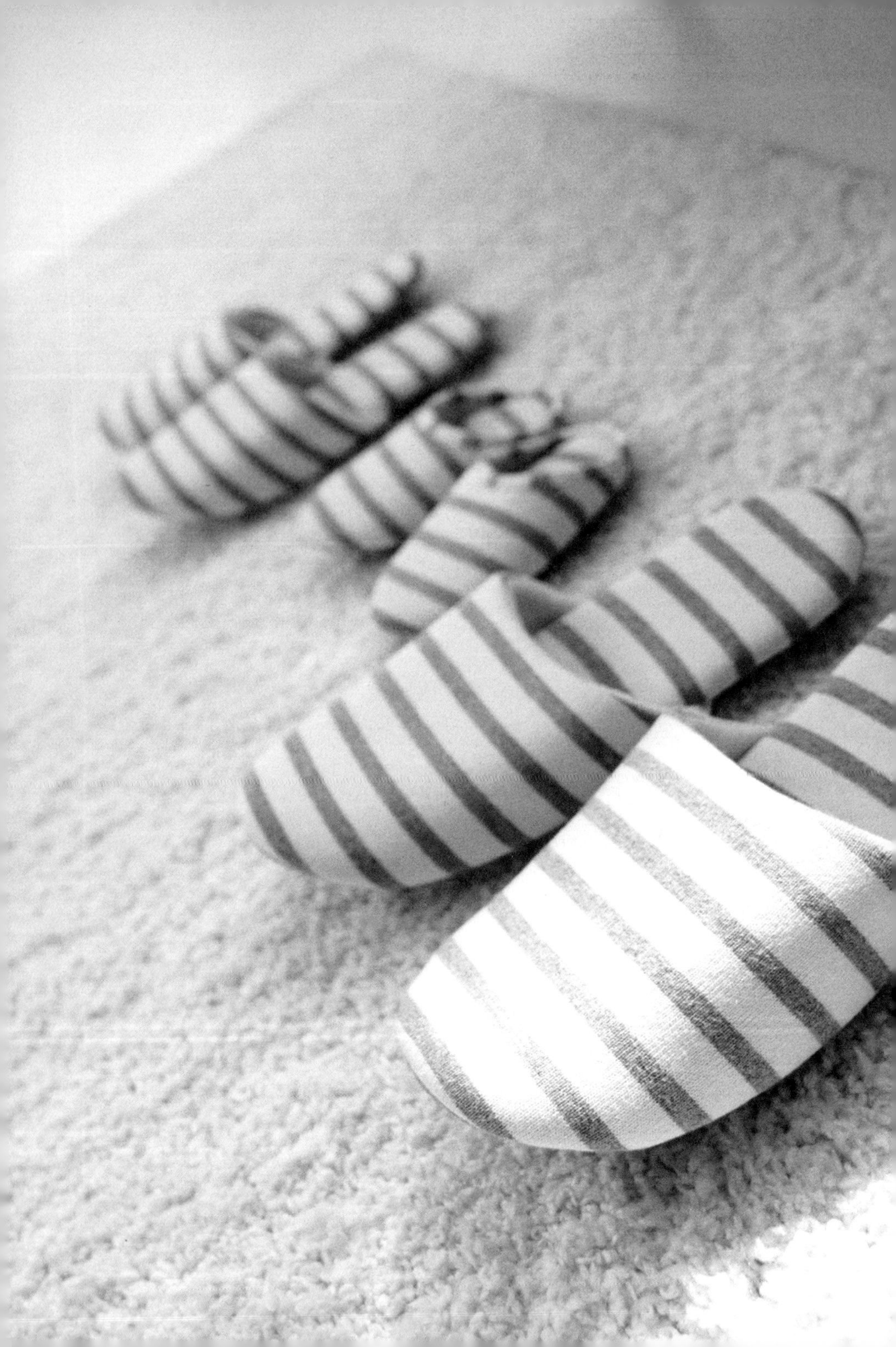

Part 3

울음으로 말해요

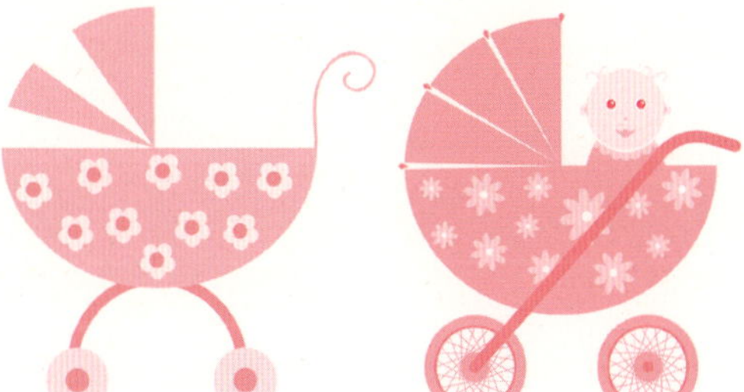

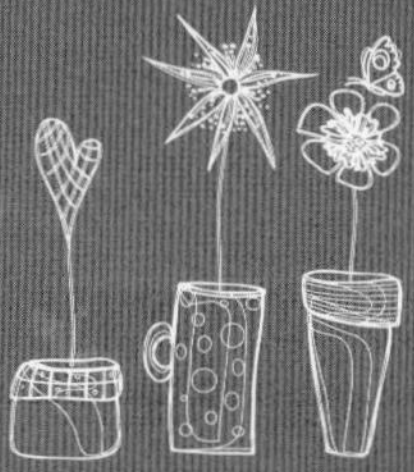

14. "엄마, 배가 고파요. 젖 좀 주세요."

15. "그만 먹을래요. 너무 배불러서 힘들어요."

16. "배가 너무 아파요."

17. "기저귀가 축축해서 찝찝하고 따가워요."

18. "불편해요. 다른 자세로 안아 주세요."

19. "쉬고 싶은데 너무 시끄러워요."

20. "졸려요. 토닥토닥 해주세요."

21. "속이 더부룩해요. 소화 좀 시켜 주세요."

22. "너무 더워요. 시원하게 해주세요."

23. "엄마랑 함께 있고 싶어요."

24. "엄마, 나 열나고 아파요."

14

"엄마, 배가 고파요. 젖 좀 주세요."

유림 엄마는 출산 3~4일이 될 때까지 제대로 된 수유법을 배우지 못해 모유 수유를 포기하려다 출산 5일째에 우리 클리닉을 찾아 다행히 모유 수유에 성공하게 된 산모였다. 그렇게 아기와 잘 지내고 있을 줄 알았던 유림 엄마가 울상을 지으며 다시 클리닉을 찾은 건 그로부터 일주일이 지난 후였다.

"원장님, 제가 젖양이 부족한가 봐요. 수유 잘하고 있다고 생각했는데 우리 유림이가 계속 젖 달라고 울기만 해요. 입 주위 톡톡 건드리면 쩝쩝거리면서 고개 돌리는 거, 이거 배고픈 거 맞죠?"

나는 우선 엄마의 가슴 상태와 아기의 상태를 꼼꼼히 살펴보았지만 엄마와 아기 모두 특별한 이상은 없어 보였다. 그래서 일단 유림 엄마에게 지금까지 집에서 해온 수유법을 말해 보라고 했다.

"3시간마다 양쪽 가슴을 한쪽씩 교차 수유했어요. 한 번에 5분씩 물렸고요. 그걸 3세트 반복하는 식으로 했어요."

"그다음은요?"

"네? 그다음이요? 그게 끝 아닌가요? 뭐가 더 있는데요?"

"젖양 체크는 안 한 거예요? 수유 끝나고 젖양 체크하라고 내가 얘기해 줬을 텐데."

"아, 자꾸 잊어버려서요. 그리고 그거 꼭 해야 되는 건지 몰랐는데……."

유림 엄마의 경우 수유 텀을 지킨 건 잘한 일이었다. 하지만 수유 텀을 정확하게 잘 지키는 것 못지않게 중요한 것이 아기가 수유 시간에 집중을 잘했는지, 즉 얼마만큼의 젖을 먹었는지 그 양을 확인하는 일이다.

엄마들 중에는 수유 텀만 잘 지키면 모유 수유를 성공적으로 잘

하고 있는 것이라고 착각하는 경우가 적지 않다. 하지만 시간만 잘 지킨다고 올바른 수유가 되는 것은 아니다. 앞에서도 말했듯이 아무리 수유 텀과 수유 시간을 정확하게 잘 지켰다 할지라도 그 시간 동안 아기가 젖을 물고만 있었을 뿐 제대로 양껏 모유를 먹지 않았다면 아기는 하루 종일 배가 고파 칭얼거리며 울 수밖에 없기 때문이다. 따라서 수유 시간에 아기가 얼마나 집중해서 젖을 먹고 있는지와 함께 반드시 확인해야 하는 것이 바로 아기가 먹은 모유의 양을 확인하는 일이다.

아기가 먹은 모유의 양을 측정하는 방법

그렇다면 아기가 엄마 가슴을 통해 직접 먹은 모유의 양을 어떻게 잴 수 있을까?

이럴 때는 엄마가 스스로 수유 전과 후에 자신의 가슴 무게를 재어 젖양을 체크하는 방법이 있다. 수유하기 전에 엄마는 수유할 가슴을 한쪽 손으로 살짝 받쳐 올려 그 무게감을 느껴 본다. 그 무게감을 기억한 후 올바른 수유 자세로 집중적으로 5분 수유한 다음, 수유가 완전히 끝나고 나면 다시 한 번 가슴을 받쳐 올려 아까의 무게감과 비교해 보는 방식이다. 이렇게 해서 수유 전과 후의 가슴의 무게감을 손으로 기억해 둔다면 다음 수유 때에도 이와 비교하면서 젖양을 측정해 볼 수 있는 것이다.

유림 엄마의 말대로 유림이가 우는 이유는 배가 고파서였다. 보통 신생아들이 우는 원인 중 80~90%는 '배고픔' 때문이기는 하지만 울 때마다 젖을 주는 것으로 문제를 해결하는 것은 옳지 않다. 아기가 왜 배고파하는지 그 원인을 찾아내는 것이 중요하다. 아기 입 주위를 톡톡 건드리면 아기는 배가 고프지 않아도 입술을 오물조물 움직이며 쩝쩝거리기 때문에 이러한 반응을 너무 맹신하지 말고, 수유 텀과 수유 시간이 올바른지 체크하고 더불어 알맞은 젖양 체크도 병행하는 것이 좋다. 그러기 위해서 엄마는 수유 전 반드시 자신의 가슴 무게를 손으로 확인해 수유 전후의 젖양을 비교해 보는 습관을 들이는 것이 무엇보다 중요하다.

마지막으로 한 가지 팁! 배고픔을 충족한 내 아기의 표정을 잘 기억해 두는 것 역시 내 아기만의 베이비사인을 읽는 또 하나의 기쁨이 될 수 있다.

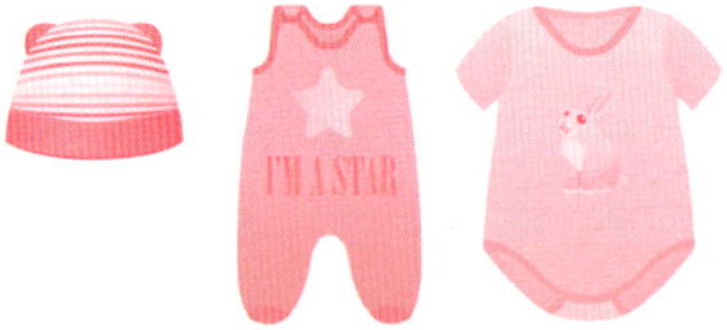

NOTE

:: 가슴 무게로 **젖양 확인하기**

Step 1. 엄마는 아기를 안고 올바른 수유 자세를 취한다.

Step 2. 이때 엄마는 수유하려는 가슴 밑에 손을 대고 천천히 받쳐 올려 가슴의 무게를 느껴 보며 수유 전 젖양이 꽉 차있는 가슴의 무게를 느낌으로 기억해 둔다.

Step 3. 수유 전 가슴 무게를 충분히 인지했으면 올바른 수유 자세로 아기에게 수유를 시작한다.

Step 4. 아기가 5분 동안 충분히 젖을 먹는지 확인한다.

Step 5. 5분 이상 지났으면 수유를 멈춘다5분이 지났어도 아기가 눈을 뜨고 잘 먹으면 계속 먹인다.

Step 6. 다시 수유한 가슴 밑에 손을 대고 천천히 받쳐 올려 가슴 무게를 느껴 보며 수유 후의 가슴의 무게감을 확인한다.

Step 7. 수유 전과 수유 후 가슴의 무게감을 비교해 보며 아기가 충분히 먹었을 때의 젖양의 무게를 손으로 기억해 둔다.

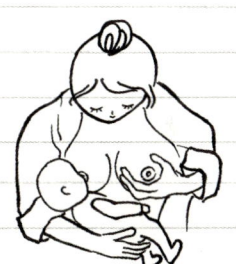

15

"그만 먹을래요. 너무 배불러서 힘들어요."

준이 엄마는 젖양이 부족해 유방 관리를 받고 싶다며 우리 클리닉을 찾아온 산모였다. 태어난 지 2주째에 접어든 준이는 젖양이 부족해서인지 너무 자주 우는 통에 준이 엄마의 걱정이 이만저만이 아니라고 했다. 그런데 준이 아빠가 안고 온 아기는 준이 엄마의 걱정과는 무언가 맞지 않아 보였다. 젖양이 부족해 운다던 준이는 '우량아 대회'에 나가 우승을 하고도 남을 만큼 덩치가 커서 2주가 아니라 2개월은 된 아기처럼 보였기 때문이다.

"젖양이 부족하다고요? 일단 누워 보세요. 가슴 한번 봅시다."

엄마의 가슴을 살펴보던 나는 더욱 갸우뚱할 수밖에 없었다. 준이 엄마는 결코 젖양이 부족한 편이 아니었다. 잠깐만 마사지를 해도 젖이 쭉쭉 나올 만큼 젖양이 많아서 쌍둥이를 먹이고도 남을 정도였다. 그때 품에 안고 있던 아기가 울자 준이 아빠가 말했다.

"여보, 준이가 또 울어. 배고픈가 봐. 원장님, 지금 수유해도 되는 거죠?"

나는 어이가 없어 말문이 막혔다. 답답한 마음에 아기를 받아 들고 일단 아기 배부터 확인했다.

"세상에, 아기 배가 이렇게 빵빵한데…… 준이 엄마, 도대체 아기한테 젖을 얼마나 먹인 거예요?"

내 말에 당황한 부부는 서로의 얼굴만 바라보더니 준이 아빠가 대답했다.

"원장님, 우리 준이는 이렇게 먹어야 잠을 자요. 밤에는 특히 더 많이 울고요. 아내 젖양으로는 부족해서 밤에는 분유까지 먹여야 될 정도인데……."

"이 상태에서 분유를 먹인다고요?"

나는 너무 화가 나서 목소리를 높이고 말았다. 그동안 아기가 얼마나 고생했을지를 생각하니 도무지 화가 가라앉질 않았다.

"아니, 준이 엄마 아빠! 아기 배 좀 보세요. 배가 이렇게 빵빵한데, 아기가 지금 정말 배고파서 운다고 생각하는 거예요?"

아기를 배부르게 해서 재우는 것이 습관이 된 엄마

준이는 배가 고파서 운 게 아니라 배가 아파서 우는 것이었다. 아기가 운다고 해서 다 배고파서 운다고 생각하면 오산이다. 배가 아프다고 계속 베이비사인을 보내고 있는 준이에게 또 젖을 주었으니, 그것도 모자라 분유까지 먹였다니 그동안 준이가 얼마나 고통스러웠을까.

아기가 울어도 대수롭지 않게 생각하는 엄마도 문제지만, 울면 무조건 배고프다고 생각해서 앞뒤 볼 것 없이 젖부터 주는 엄마는 더 문제다. 또 "애 운다, 젖 줘라" 식의 대응이 몸에 밴 어른들의 말을 무조건 따르는 것도 올바른 일이라고 볼 수 없다.

무엇보다 위험한 건 준이 엄마 아빠처럼 아기를 배부르게 해서 재우는 것이 옳다고 믿고 그것이 습관화되어 버린 경우다. 아기는 배가 아파서 계속 울었건만 엄마는 아기의 베이비사인을 잘못 해석해 밤늦게 분유까지 먹였고 아기는 괴로움에 지쳐 곯아떨어진 것이기 때문이다.

준이의 배는 빵빵한 것을 넘어 엄청나게 솟아 있었다. 얼마나 오랫동안 고통스럽게 인상을 썼으면 아기 이마에 깊게 내 천川 자가 생길 정도였다. 이렇게 될 때까지 아기는 "엄마, 배가 너무너무 아파요. 저 그만 먹을래요. 제발 제 말 좀 알아들어 주세요"라는 베이비사인을 얼마나 많이 보냈던 것일까.

준이 엄마의 경우 "배가 아파요"의 베이비사인을 "배가 고파요"로 잘못 해석하면서 그로 인해 자신의 젖양이 부족하다고 착각해 아기에게 분유까지 먹인 최악의 사례였다. 물론 준이 엄마가 이런 잘못된 생각을 하게 된 것은 준이 아빠와 주위 어른들의 영향도 있었다. 아기는 울고 엄마는 체력이 부친 상황에서 주위 사람은 어떻게 해서든 아기를 달래서 재워야만 했기 때문에 아기의 베이비사인을 제대로 읽어 볼 생각조차 하지 못하고 무조건 분유부터 먹이고 본 것이다. 그래서 육아를 할 때 가장 조심해야 하는 부분 중 하나가 전문가의 의견이나 조언이 아닌 주위 사람들의 '~라더라' 식의 이야기를 무조건 따르는 것이다. 이를 사전에 방지하기 위해서라도 엄마의 철저한 산전 교육과 훈련이 필요하다.

이처럼 아기가 "엄마, 배가 너무 불러서 아파요"라는 베이비사인을 보낼 때 알아듣는 방법으로 가장 빠르고 정확한 것은 바로 아기의 배 모양을 살펴보는 것이다. 엄마는 아기가 젖을 먹기 전과 젖을 먹은 후의 배 모양을 잘 관찰해 그 차이를 기억해 두도록 하자.

이후 준이 엄마 아빠에게 내가 내린 처방은 아기가 아무리 울어도 3시간 안에는 분유는 물론이고 모유도 주지 말라는 것이었다. 대신 아기가 울면 무조건 안아서 달래 줄 것을 권했다. 엄마든 아빠든 할머니든 번갈아 가면서라도 아기를 안아서 모유 없이 달래는 것을 습관화해야 하기 때문이다. 또 그동안의 일로 준이 엄마와 아빠는 준이에게 신뢰를 잃었을지도 모르기 때문에 이 같은 처방은 반드시 필요했다. 배가 아프다고 우는데 계속해서 먹이기만 해서 자신을 더욱 고통스럽게 한 초보 엄마 아빠를 이해하고 사랑하라는 뜻에서.

물론 이런 상황이 부모의 입장에서는 억울할 수도 있다. 하지만 명심해야 할 것은 베이비사인을 잘못 해석한 것이 이처럼 아기에게 해를 끼칠 수 있다는 점이다. 기억하라. 아기가 울 때 그 사인 중 하나는 "나는 너무 배가 불러서 아픈 거예요"라는 뜻일 수도 있다는 것을.

NOTE

:: 아기 배 모양으로 **수유량 확인하기**

아기 배 모양 체크하는 방법

❶ 수유하기 전 아기의 상반신 옷을 들어 올려 아기가 배고플 때의 배 모양을 확인해 둔다.

❷ 올바른 수유법으로 5분 동안아기가 깨어 있는 상태에서 집중적으로 수유하며 충분히 젖을 먹는지 확인한다.

❸ 아기가 충분히 젖을 먹었으면 불룩하게 차오른 아기의 배를 다시 한 번 확인해 배가 부를 때의 아기 배 모양을 기억해 둔다.

젖 먹기 전과 후, 아기 배 모양 비교하기

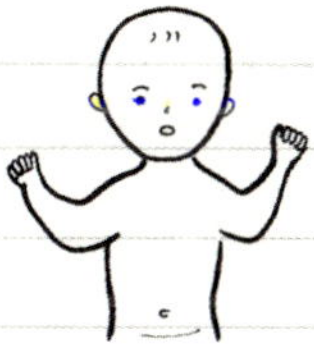

젖 먹기 전

젖을 먹기 전 아기의 배는 윗배와 아랫배를 나누어 볼 때 아랫배가 살짝 들어간 느낌이다. 무엇보다 양 옆구리에 삐져나온 살이 없이 매끈하게 내려온다. 전반적으로 아기의 배는 평평한 모양이다.

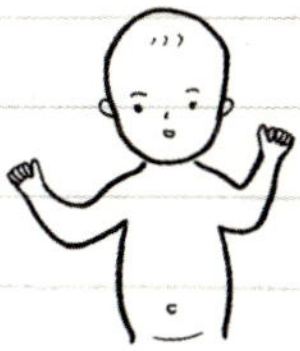

젖 먹은 후

젖을 충분히 먹은 아기의 배는 바가지를 엎어 놓은 듯 작은 타원형의 모양을 유지한다. 아기의 배는 불룩한 느낌을 갖고 있으며 충분한 수유로 인해 양 옆구리도 살짝 부풀어져 있다.

16

"배가 너무 아파요."

"원장님, 우리 아기가 며칠째 계속 밤만 되면 울어요. 아무리 봐도 배가 아파서 우는 것 같은데, 이거 혹시 영아 산통인가요?"

20년 넘게 이 일을 하다 보면 이런 전화를 종종 받게 된다. 그럴 때면 나는 단호하게 말한다.

"배가 아프다고 꼭 영아 산통은 아니에요. 일단 아기를 데려오세요."

걱정 가득한 얼굴로 아기를 데려온 진홍 엄마의 말대로 일단 아기는 배가 아파서 우는 건 맞는 것 같았다. 아기는 배 모양이 많이 솟아 있고 배에 잔뜩 힘을 주는 듯 다리를 배 쪽으로 끌어올리며 울고 있었다.

"주위에서 다 영아 산통인 것 같다고 해서…… 영아 산통은 그냥 시간이 지나면 자연스럽게 없어진다고들 하지만, 아무래도 저는 너무 걱정이 돼서요."

"진홍 엄마, 혹시 분유 먹였어요?"

"네. 제가 모유가 잘 안 나와서 요새 계속 분유 먹였어요."

"혹시 진홍이, 방귀 많이 뀌지 않나요?"

"어머, 어떻게 아셨어요? 보기만 해도 다 아시네. 신기해라. 우리 진홍이 방귀 대장인데. 방귀도 잘 뀌고 소화도 잘 시키는데 왜 영아 산통이 왔을까요?"

"아니죠. 소화가 안 되니까 방귀를 뀐 거예요."

진홍 엄마처럼 주위 사람들의 조언을 굳게 믿고 있는 초신모들은 생각보다 꽤 많다. 누누이 강조하지만 아기를 키우는 데 있어 증명되지 않은 상식이나 조언들은 자칫 아기를 위험하게 만들 수도 있다는 것을 알아야 한다. 흔히 나이 많은 어르신들의 경우 아기가 방귀 뀌는 것을 보고 "고놈, 밥도 잘 먹고 방귀도 뻥뻥 잘 뀌는구나" 하면서 엉덩이에 살이 붙느라 그런다며 방귀 뀌는 것을 마치 건강의 상징처럼 여길 때가 있다. 하지만 이것은 잘못된 상식이다. 방귀를 뀐다는 것은 배 속에 가스가 차있다는 뜻으로, 어른도 배에 가스가 차면 속이 더부룩하고 컨디션이 좋지 않은데 하물며 말 못 하고 연약한 아기는 오죽 힘들겠는가.

영아 산통은 현재까지 그 원인이 정확하게 밝혀지지 않고 있다. 대개 영아 산통은 생후 3~4개월이 지나면 자연스럽게 사라지지만, 아기가 영아 산통으로 의심되는 경우 엄마가 가장 먼저 신경 써야 할 것은 아기가 무얼 먹었는지를 체크하는 일이다.

'모유는 하나님이 내려 주신 가장 완벽한 음식'이라는 말이 있다. 물론 이렇게 좋은 모유라 할지라도 모유의 유질 상태가 좋지 않으면 아기가 배앓이를 할 수 있다. 유선염을 제때 치료하지 않아 모유의 순환이 원활하지 않은 상태에서 아기에게 고인 젖이나 삭힌 젖을 먹인 경우, 이는 마치 밥통에 오래 묵었던 밥을 먹이는 것과 같기 때문이다. 또 찌꺼기가 가득 낀 유두를 관리하지 않아 균이 발생한 경우도 있을 수 있기에 모유의 유질이 나빠지는 여러 원인에 대해서도 항상 확인하고 관리해야 한다.

대부분의 영아 산통은 '분유 부작용'

하지만 20년 넘게 산모들과 신생아들을 만나면서 내가 얻은 결론은, 배앓이를 하는 신생아들은 대부분 분유를 먹고 있다는 사실이다. 분유는 모유에 비해 아무래도 소화가 잘 되지 않는 음식이기에 분유를 먹은 아기들은 잦은 방귀와 배앓이를 겪을 수밖에 없다. 즉 엄마들이 영아 산통이라고 생각하는 대부분의 경우는 '분유 부작용'일 때가 많다.

전형적인 분유 부작용을 겪고 있는 진홍이 역시 잦은 방귀로 인해 기저귀에 대변이 묻을 때가 종종 있었고, 밤이면 배앓이가 심해져 잠을 못 자고 우는 일이 많았다고 한다. 이럴 때는 우선 아기 배에 가스가 차있는 경우가 많으므로 아기를 배불리 먹이지 말고 분유의 양과 농도를 조절해 주어야 한다.

다음으로는 분유의 성분을 확인해 과연 우리 아기에게 맞는 분유인지를 다시 한 번 점검해야 한다. 개월 수에 맞는 분유인지도 꼼꼼히 확인하고, 만약 아기의 배앓이가 심한 경우에는 ~~장염용~~설사용 분유를 먹이는 것도 좋다.

또한 아기의 배 마사지를 병행하는 것도 배앓이를 진정시키는 데 도움이 된다. 아기의 배를 엄마의 따뜻한 손으로 천천히 마사지해 주면 아기 배 속이 따뜻해지면서 장의 순환이 원활해져 아기의 소화와 배앓이에 좋은 효과를 볼 수 있다.

마지막으로 엄마의 올바른 유방 관리로 모유 수유를 다시 시도해 볼 것을 권한다. 특별한 상황이 아니라면 가능한 한 아기에게 적어도 6개월 동안은 모유 수유를 하는 것이 좋다. 아무리 비싼 분유라 해도 엄마의 모유에 비할 수는 없기 때문이다. 모유 수유는 아기의 건강은 물론 산모의 건강까지 함께 지켜 준다는 것도 다시 한 번 기억하자.

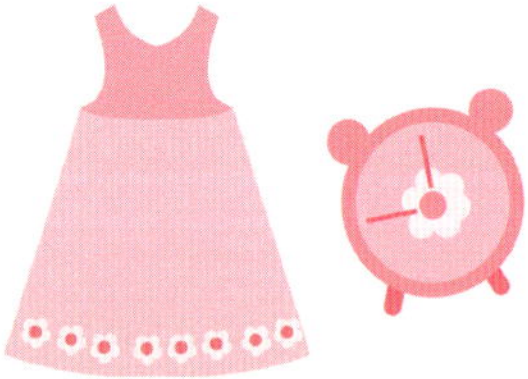

NOTE

:: 배앓이 아기 마사지법

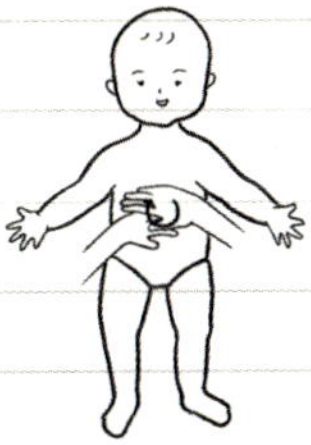

공중에서 원 구르기
아기의 배 위에 엄마의 두 손을 띄워 올린 상태로 마치 자전거 바퀴 구르듯 원을 굴리면서 아기의 배를 천천히 마사지한다.

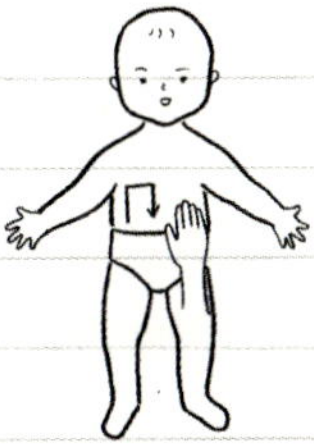

ㄷ자 그리기
아기의 배를 아래에서 위로, 위에서 옆으로, 옆에서 다시 아래로 내리며 'ㄷ' 자 형태로 천천히 마사지한다.

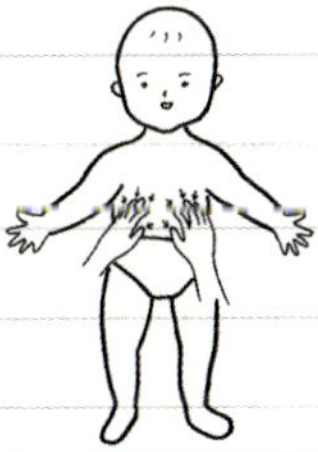

손가락 걸음 걷기
엄마의 손가락 끝으로 아기 배를 꾹꾹 눌러 주기도 하고 톡톡 기법게 치기도 하면서 손가락 걸음을 걸어 마사지한다.

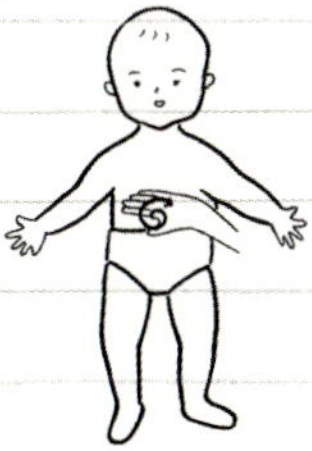

달팽이 그리기
아기 배의 중심부부터 바깥 방향으로 달팽이를 그리듯 둥글둥글 원을 그리며 마사지한다.

17

“기저귀가 축축해서 찝찝하고 따가워요.”

엄마, 나 엉덩이가 따가워요

“어떡해요, 원장님. 저 좀 도와주세요.”

밤늦은 시간에 걸려 온 전화는 낮에 수유 교육을 받고 돌아간 소윤 엄마였다. 소윤 엄마는 오랫동안 시달렸는지 지친 목소리로 울먹이면서 말했다.

“안아 줘도 울고, 누여 놔도 울고, 젖을 물려도 울고…… 아무리 달래도 울기만 해요. 도대체 이유를 모르겠어요."

수화기 너머로 들려오는 아기 울음소리에 내 마음마저 다급해져 이것저것 생각하다가 일단 가장 기본적인 질문부터 해보기로 했다.

"소윤 엄마, 아기 기저귀는 확인해 봤어요?"

"기저귀요? 1시간 전에 갈아 줬는데요. 저기…… 잠깐만요, 원장님."

그러더니 소윤 엄마는 혹시나 싶어 아기 기저귀를 펼쳐 봤는지 수화기 너머로 "어머나!" 하는 소리가 들려왔다. 기저귀를 벗기고 살펴보니 아기 엉덩이가 발진으로 벌겋게 부어올라 있었던 것이다.

기저귀 발진으로 아기 엉덩이가 다 헐어 있는 것도 모른 채 아기를 꼭 끌어안고 흔들면서 토닥토닥 엉덩이를 두드리며 어르고 달랬으니, 안 그래도 아픈 엉덩이가 이리 쓸리고 저리 쓸려 아기가 그토록 울어 댔던 것이다. 게다가 배도 안 고픈데 자꾸만 먹으라고 하니 괴롭고 귀찮아서 또 울게 되는, 아기 입장으로 보면 말 그대로 첩첩산중이나 다름없다.

아기의 신체 중 어디 한 군데 민감하지 않은 곳이 없지만 특히나 기저귀를 채우는 부위는 더욱 예민할 수밖에 없다. 오줌이 샐까 봐 기저귀를 동여매다 보니 기저귀 안으로 공기가 잘 통하지 못해 쉽게 짓무르고 발진이 나는 것은 어찌 보면 당연한 일이라 할 수 있다.

그렇기에 아기 기저귀를 갈아 줄 때 엉덩이를 싹싹 잘 닦아 새 기저귀로 갈아 주는 것만이 중요한 것이 아니라 혹시나 아기 엉덩이가 짓무르지는 않았는지, 발진이 나거나 부어오른 곳은 없는지 반드시 확인해야 한다. 여자 아기의 경우는 엉덩이 사이에 주로 발진이 나고, 남자 아기의 경우는 주로 다리와 고환 사이에 발진이 나거나 심한 경우 피부 껍질이 벗겨지기도 하니 특히 주의하도록 한다.

훈련이 되지 않은 엄마의 사랑 방식은 자칫 아기를 더 힘들게 할 수도 있고 잘못된 애정 표현을 반복하게 하는 악순환을 불러오기도 한다. 만약 아기가 기저귀를 갈 때 자주 우는 편이라면 기저귀 발진이나 땀띠가 난 것은 아닌지 자주 확인하고 특별히 신경을 써 주는 것이 좋다.

엄마, 나 젖은 옷 입고 있기 싫어요

예전에 아기의 대소변 타이밍을 기막히게 잘 맞추는 엄마를 만난 적이 있다. 특히 남자 아기의 경우 자고 일어나서 시간이 조금 지나야 소변을 보는 경우가 많은데 아기와의 커뮤니케이션이 아주 잘 이루어지는 진수 엄마는 아기의 이런 특성을 잘 알고 있었던 것이다.

진수 엄마는 아기가 잠에서 깨면 먼저 반갑게 인사로 맞이했다. 이때 중요한 것은 눈을 맞추고 기분 좋은 목소리로 다정하게 아기를 맞아 주는 것이다.

"우리 진수, 잘 잤어? 엄마 보고 싶었어?"

기분 좋은 말투와 다정한 손길로 아기를 안아 올리면서 진수 엄마는 자연스럽게 기저귀부터 살펴보았다.

"우리 진수~ 오줌 쌌나, 안 쌌나?"

이럴 때 아기는 아직 싸지 않은 경우도 많다. 성인의 경우에도 자고 일어나서 화장실을 바로 가지 않고 시간이 조금 지난 뒤에 가는 사람이 있듯이 아기마다 대소변 타이밍이 제각각이기 때문이다.

진수 엄마는 아기가 3시간 정도 푹 자고 일어나면 수유를 시도한다. 하지만 절대 강제로 수유를 하지는 않는다. 반드시 아기와 눈을 맞추면서 먼저 대화를 시도했다.

"우리 진수, 배고파? 엄마랑 밥 먹을까?"

그럴 때 아기가 입을 쩝쩝거리거나 얼굴을 가슴 쪽으로 돌리는 등 젖을 찾는 행동을 하면 그제야 젖을 먹인다. 이때 신기한 것은 아기가 젖을 먹으면서 소변을 본다는 것이었다.

아기가 젖을 먹으며 다리를 움찔움찔하면서 편안한 자세로 소변을 보는 동안 한쪽 가슴 수유를 충분히 마칠 수 있었고, 그렇게 집중적으로 5분 수유를 끝낸 후에 진수 엄마는 기저귀를 확인했다. 그때 푹 젖은 기저귀를 갈아 주고 나서 나머지 한쪽도 수유를 했다. 그러면 아기는 젖은 기저귀를 오래 차고 있지 않으니 칭얼거릴 일이 없고, 이런 기분 좋은 감정이 아기에게 학습되어 아기는 대소변을 누거나 기저귀를 갈 때 좋은 정서를 가질 수 있게 되는 것이다.

진수 같은 대소변 타이밍을 가진 아기는 생각보다 많다. 하지만 대부분의 엄마는 아기가 자고 일어나자마자 기저귀 상태를 확인하고 그때 기저귀가 젖어 있지 않다면 몇 시간 동안 신경 쓰지 않고 넘겨 버리곤 한다. 그러면 잠에서 깨어나 조금 지난 뒤에 소변을 본 아기는 엄마가 기저귀를 갈아 줄 때까지 계속해서 울고 보챌 수밖에 없게 된다. 축축한 기저귀 때문에 불편한데 엄마가 몰라주니 아기는 "엄마, 나 젖은 옷 입고 있기 싫어요" 하는 의사 표현을 울음으로 대신하는 것이다. 어른도 축축한 옷을 입고 있으면 기분이 나쁘고 심하면 감기에 걸릴 수도 있는데, 말도 하지 못하는 아기가 축축한 기저귀를 오래도록 차고 있어야 한다면 얼마나 힘들겠는가. 만약 이런 경우가 반복된다면 앞에서 말한 기저귀 발진이나 땀띠 등으로 이어질 수도 있는 것이다.

그렇다면 아기의 대소변 타이밍은 어떻게 찾아야 하는 것일까. 아무리 훈련되지 않은 초보 엄마라 해도 걱정할 필요는 없다. 아기에 대한 '관심'과 '관찰'이면 누구나 내 아기의 대소변 타이밍을 찾아낼 수 있기 때문이다.

우선 아기가 하루에 대변을 한 번 보는지, 2~3일에 한 번 보는지 그 주기를 파악하고 기억해 내 아기만의 규칙성을 찾아내는 것이 중요하다. 아기는 태어난 후 일주일까지는 배변 횟수가 많은 편인데, 이때는 태변 배출 시기로 대변 횟수가 하루에 2~5회까지도 나타난다91페이지 참고. 또한 분유를 먹은 아기의 경우 모유를 먹은 아기보다 더 많은 양의 대변을 누게 되는데, 모유는 흡수율이 99%에 달해 찌꺼기가 거의 없지만 분유는 흡수율이 현저히 떨어지기 때문에 배변되는 양이 많을 수밖에 없다는 것도 알아 두자.

이처럼 아기가 어떤 주기로 무엇을 얼마나 먹는지를 관찰한다면 아기의 대소변 타이밍도 충분히 예상할 수 있다. 이것이 바로 베이비사인을 체크하는 첫걸음이며, 이렇게 아기와 주고받은 베이비사인을 통해 내 아기만의 대소변 규칙 데이터를 도출할 수 있는 것이다.

NOTE

:: 기저귀 발진 & 땀띠, **예방과 관리법**

기저귀 선택 요령

❶ 종이 기저귀를 사용할 경우

산후조리원 등에서 쓰는 일자형 기저귀를 대량으로 저렴하게 구매해 자주 갈아 주는 것도 좋다.

❷ 천 기저귀를 사용할 경우

시중에 나온 땅콩 모양의 기저귀를 사용하면 발진 예방에 효과적이다.

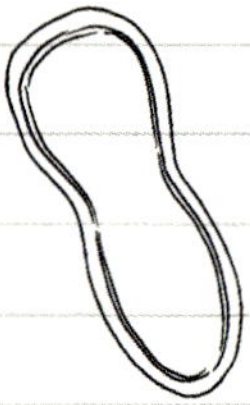

기저귀 발진 & 땀띠 난 아기, 기저귀 갈아 주기

Step 1. 기저귀를 자주 갈아 주되 종이 기저귀의 경우는 더 자주 갈아 준다.

Step 2. 기저귀를 갈아 줄 때마다 대소변을 깨끗이 닦고 반드시 물기를 말려 준다. 드라이어를 사용해 말려 줄 경우 여름에는 시원한 바람으로, 겨울에는 따뜻한 바람으로 말린다. 말릴 때 아기 몸에서 멀리 떨어진 거리에서 은근하게 말려 준다.

Step 3. 아기 엉덩이를 뽀송뽀송하게 말린 뒤 엉덩이에 다이어퍼 크림을 발라 준다. 이때 항생제 성분이 들어 있는 연고보다는 천연 성분이 들어 있는 크림을 사용하는 것이 좋다.

기저귀 발진의 종류 & 치료법

❶ 1차 감염

벌겋게 부어올랐을 경우 엉덩이를 깨끗이 말리고 다이어퍼 크림을 발라 준다.

❷ 2차 감염

엉덩이가 헐어 피가 나거나 고름, 물집, 딱지 등이 발생해 농가진으로 번진 경우 즉시 병원을 찾는다.

땀띠의 종류 & 치료법

❶ 흰 땀띠

우둘투둘하게 하얀 수포가 생긴다. 하지만 가렵거나 따갑지는 않아서 시원하게 해주면 금세 없어진다. 그러나 이때 관리를 제대로 하지 않고 내버려두거나 실내 환기를 시켜 주지 않아 아기를 덥게 놔두면 붉은 땀띠로 변할 수 있다.

❷ 붉은 땀띠

따끔거려서 아기가 많이 울고 보채게 된다. 다이어퍼 크림을 발라 주거나 심할 경우 병원을 찾는 것이 좋다.

기저귀 발진 & 땀띠 났을 때 **아기 안는 요령**

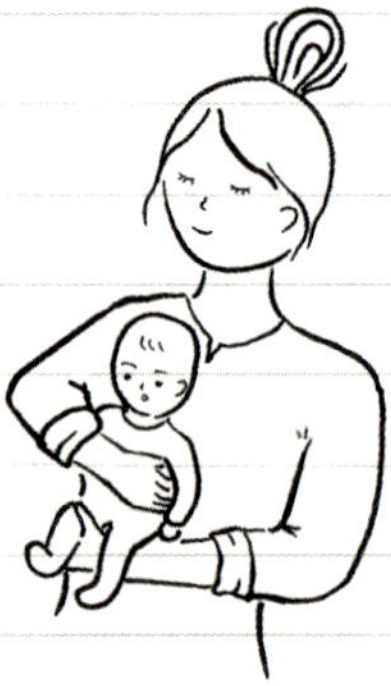

자세 1

❶ 아기의 등이 엄마 가슴 쪽에 오게 안는다.

❷ 아기 엉덩이에 손을 대지 않은 상태로 아기 다리 아래쪽에 엄마의 팔이 가게 한다.

❸ 아기 다리를 잡은 엄마의 팔에 힘을 실어 아기가 엄마 몸에 기댈 수 있게 한다.

❹ 엄마는 나머지 한쪽 팔로 아기 몸통을 잡아 균형을 유지한다. 아기 다리를 엄마 팔 위에 올려놓아 아기 엉덩이가 공중에 뜨게 하는 것이 포인트다.

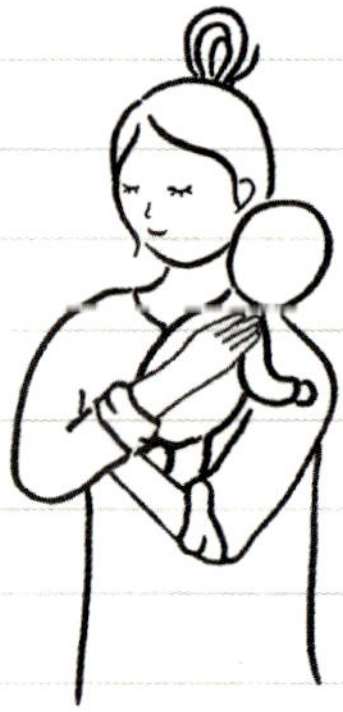

자세 2

❶ 아기를 마주 본 상태로 안아 가슴 위로 안아 올린다.

❷ 아기 안은 팔로 아기 다리 쪽을 잡아 엄마 팔에 아기 엉덩이가 닿지 않게 한다.

❸ 나머지 한쪽 팔로 아기 몸통을 붙잡아 균형을 유지한다. 마찬가지로 아기 엉덩이가 어디에도 눌리지 않게 하는 것이 포인트다.

기저귀 발진 & 땀띠 났을 때 **아기 엉덩이 쉬게 해주기**

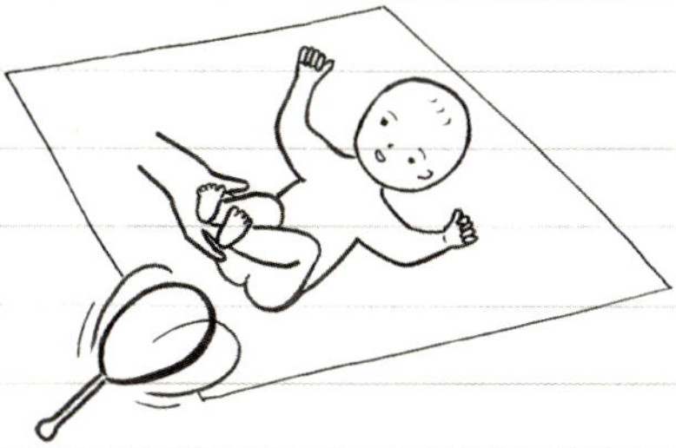

자세 1

❶ 기저귀를 벗겨 엉덩이를 깨끗이 씻긴다.

❷ 기저귀를 채우지 않은 상태로 방수포 위에 눕혀 아기 엉덩이에 부채질을 해주면서 한동안 바람을 쐬어 준다.

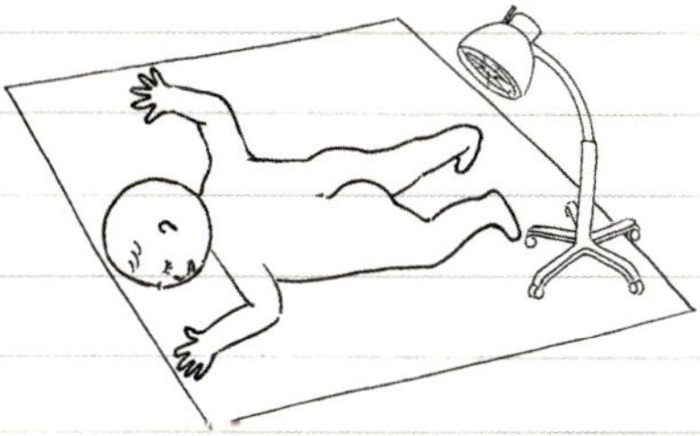

자세2

❶ 기저귀를 벗겨 엉덩이를 깨끗이 씻긴다.

❷ 방수포 위에 아기를 엎드린 자세로 누인 다음 아기 엉덩이에 히트 램프를 켜둔다.

18

"불편해요. 다른 자세로 안아 주세요."

지난해 크리스마스를 일주일 앞둔 날이었다. 한 달 전에 수유 훈련을 받고 돌아간 서른여섯 초산모 예슬 엄마가 지나가다 들렀다면서 케이크를 사들고 클리닉을 찾아왔다.

"모유 수유는 잘하고 있죠? 아기는 별일 없고?"

"네. 그런데 둘이 계속 붙어 있다 보니까 예슬이랑 저랑 권태기인가 봐요. 아빠가 안아 주면 좋아하면서 제가 안으면 우네요. 하하하하!"

똑소리 나는 성격의 예슬 엄마는 호탕하게 웃으며 말했다. 농담인 줄 알면서도 나도 모르게 엄마 품에 안긴 예슬이를 자꾸 살펴보게 되었다. 분명 편안하게 잘 안아 주었는데도 자꾸 낑낑대며 보채는 아기를 보니 예슬 엄마 말이 농담만은 아니구나 싶었다.

"예슬 아빠가 안아 주면 안 운다고 했죠?"

"네. 얘는 아빠가 더 좋은가 봐요. 헤헤!"

"예슬 엄마, 아기 안을 때 주로 이 자세로 안아요?"

"네. 원장님이 가르쳐 주신 대로요. 왜요?"

"계속 이 한 자세로만? 그러니까 아기가 울지!"

예슬 엄마의 경우는 다행히 아기가 운다고 해서 무조건 배가 고프다는 뜻으로 받아들이지는 않았다. 칭찬받을 만한 자세다. 대부분의 엄마는 아기가 울면 젖부터 물리고 보기 일쑤인데, 아빠가 안으면 울지 않는다는 것을 발견했기에 문제를 해결할 수 있는 키key를 찾을 수 있었던 것이다.

이처럼 아기들이 우는 원인 중에는 안아 주는 자세가 불편하거나 지루해서인 경우도 있다. 어른도 같은 자세로 오래 앉아 있거나 서 있게 되면 불편함을 느끼게 되는 것과 마찬가지인 셈이다. 어른은 자세가 불편하면 스스로 몸을 움직여 자연스럽게 자세를 바꾸면 되지만, 아직 팔다리도 가누지 못하는 신생아들은 자신들의 자세가 불편하다는 것을 알리는 의사 표현 역시 울음뿐이다. 그러므로 엄마는 이러한 아기의 베이비사인을 잘 읽을 수 있어야 하며, 엄마의 이런 능력이 아기가 편안한 자세로 좋은 정서를 가질 수 있게 한다는 것을 기억해야 한다.

예슬이처럼 생후 1개월이 지난 아기들은 좀 더 다양한 자세로 안아 줄 수 있다. 대개 생후 1개월 전에는 아기의 가슴과 엄마의 가슴이 맞닿게 안는 자세를 많이 취한다81페이지 참고. 그러나 생후 1개월이 지나 그 자세가 익숙해지면 조금 더 다양한 자세로 아기의 몸을 움직여 주며 새로운 기분이 들게 해주는 것이 좋다166~167페이지 참고.

엄마와 마주보면서 안기는 일반적인 자세를 아기가 지루해한다면 아기를 뒤로 안는 자세로 바꿔 보는 것도 좋다. 엄마 배에 아기 등을 대고 엄마가 한쪽 팔로 아기 엉덩이를 감싸듯 받치며 안고 다른 팔로는 가슴을 감싸듯 안는 방법인데, 배에 압박도 없으면서 아기가 안정감을 느낄 수 있는 데다 아기의 시야도 트여서 여러 가지로 좋은 자세다.

다행히 예슬 엄마의 예리한 관찰력과 빠른 판단으로 아기는 엄마 품에서 다시 웃음을 되찾았다. 아기는 커가면서 원하는 것도 달라지고 좋아하는 것도 수시로 변한다. 이것이 엄마가 항상 열린 눈으로 아기의 변화를 끊임없이 관찰해 베이비사인을 읽어야 하는 이유이다.

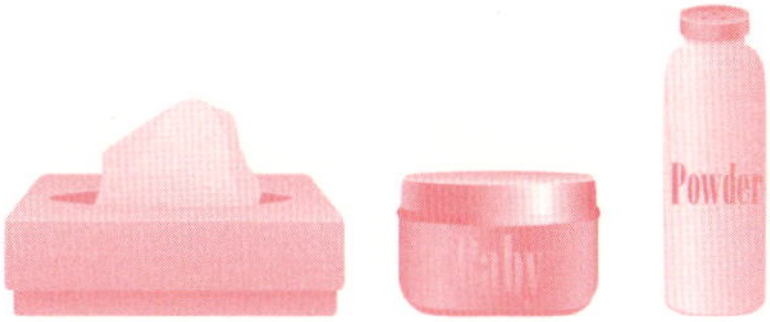

NOTE

:: 아기를 편하게 안는 **여러 가지 자세**

아기를 한 가지 자세로만 오래 안고 있으면 아기가 불편해하거나 지겨워할 수 있다. 가끔 다른 자세로 안아 주어 아기에게 새로운 기분을 들게 해주자.

아기를 뒤로 안는 자세는 아기의 팔다리가 자유로우면서 시야도 트여 주어 아기들이 좋아하는 자세다.

뒤로 안기

Step 1. 엄마는 자신의 가슴과 배에 아기 머리와 등을 기대게 하고 아기가 앞을 보게 안는다.

Step 2. 이때 엄마는 한쪽 팔로 아기 엉덩이 밑을 감싸듯 받치고, 다른 팔로는 아기의 가슴을 안는다.

Step 3. 2번의 자세에서 엄마는 아기의 두 팔을 들어서 아기의 가슴을 안은 엄마의 팔 위에 올려놓는다.

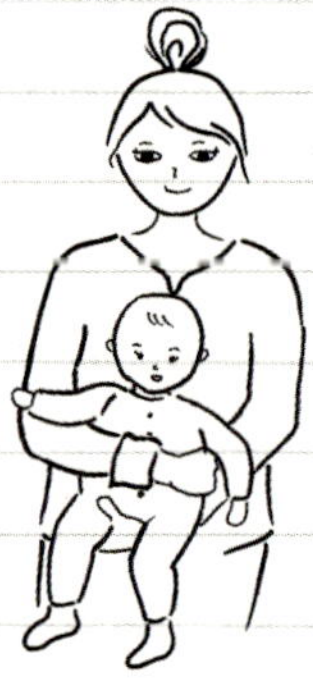

아기를 뒤로 안는 자세가 능숙해지면 옆으로 안는 자세를 시도해 볼 수 있다.

옆으로 아기를 안게 되면 엄마도 한쪽 손이 자유로워져 아기에게도 엄마에게도 모두 좋은 자세다.

옆으로 안기

Step 1. 엄마는 아기를 뒤로 안은 자세에서 천천히 아기 가슴에 두른 팔을 빼내어 아기 가슴팍을 가로질러 아기 두 다리 사이로 크게 둘러 감는다.

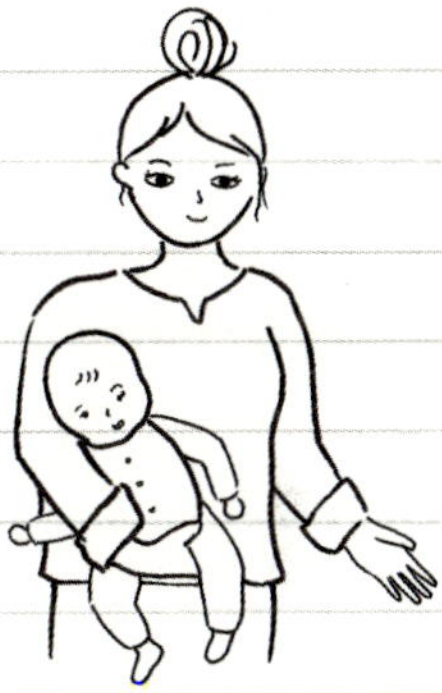

Step 2. 이때 엄마 손이 아기 기저귀 부분까지 충분히 감싸도록 한다.

Step 3. 아기의 머리가 움직이지 않도록 엄마의 팔에 잘 기대어 준다.

19

"쉬고 싶은데 너무 시끄러워요."

요즘 엄마들은 욕심도 많고 할 수 있는 것도 많아서 아기를 건강하게 키우는 것만으론 만족하지 못하는 경우가 있다. 아기가 다양한 환경을 경험할 수 있도록 출산 후 이른 시기부터 아기와 함께 여러 교육 프로그램에 참여하곤 하는 것이다. 하지만 엄마의 이런 열정이 반드시 좋은 결과만을 가져오는 것은 아니다. 아기의 기질에 따라, 환경에 따라 다르게 받아들일 수 있고, 특히 예민한 아기의 경우 이러한 바깥 활동이 스트레스로 작용해 수면 장애를 일으킬 수도 있기 때문이다. 예지가 바로 그런 경우였다.

재작년 여름 엄청나게 소나기가 퍼붓던 어느 오후, 예지 엄마에게서 전화가 왔다.

"원장님, 우리 예지가 요즘 이상해요. 안 그러던 애가 걸핏하면 울기만 해요. 어쩌면 좋죠?"

예지 엄마는 한 아파트에 사는 이웃 주민이었다. S대 법대를 졸업한 후 사법고시에 통과해 서른아홉의 늦은 나이에 엄마가 되었지만 아기에 대한 열정만은 대단했다. 그러나 엄마의 그런 지나친 열정이 이제 3개월이 된 예지에게 좋은 영향만을 준 것은 아니었나 보다.

"지난주에 보니까 예지도 편해 보이고 다 좋던데, 갑자기 무슨 일 있었어요?"

"사실은 제가 5일 전부터 예지 데리고 베이비요가를 다니거든요. 그런데 그때부터 자꾸 우는 거예요. 수업 시간 내내 울어요. 그러더니 요새는 밤에 1시간을 못 넘기고 자꾸 깨서 보채요. 왜 이런 거예요, 원장님?"

예지 엄마의 이야기를 듣고 있자니 그동안 너무나 피곤했을 예지가 안타까웠다. '엄마가 너무 똑똑해서 아기가 힘들 수도 있구나' 하는 생각이 들었다.

"예지 엄마, 내가 볼 때 예지는 아직 엄마랑 바깥 활동을 할 준비가 안 된 것 같은데요?"

예지 엄마의 경우 다른 엄마들보다 아기를 똑똑하고 건강하게 키우고자 하는 욕구가 강했다. 하지만 때로는 엄마의 이런 열정이 긍정적인 효과를 불러오지 못하고 아기에게 피곤함을 느끼게 하면서 지나친 자극으로 다가오는 경우도 있다. 그리고 무엇보다 더 큰 문제는 예지가 다른 아기들에 비해 민감한 성향의 아기라는 것을 엄마가 미처 알지 못했다는 점이었다.

집에서 잘 자고 잘 먹는 아기라 해도 자극적인 환경에 조금이라도 노출되면 엄청나게 스트레스를 받는 아기들이 있다. 그동안 잘 자던 아기가 베이비요가를 시작한 후 갑자기 밤에 잠을 못 자면서 수면 문제가 발생했다면, 예지는 바로 그런 예민한 성향의 아기일 가능성이 높았다. 간혹 아기들 중에는 외부 활동에만 그런 것이 아니라 집으로 사람이 두세 명만 놀러 와도 낮잠 시간에 잠을 못 자는 아기들도 있다. 이런 경우 엄마는 아기도 각자의 성격과 성향이 모두 다른 엄연한 인격체임을 다시 한 번 떠올리면서 아기가 외부 세계를 자연스럽게 받아들일 수 있을 때까지 기다려 주는 것이 필요하다.

외부 활동이나 자극이 모든 아기에게 부정적으로 작용하는 것은 아니지만 대부분의 아기는 사람이 너무 많거나 시끄러운 곳에 가면 힘들어하는 경향이 있다. 특히 늦은 오후오후 3~5시 활동에 아기들은 피로감을 많이 느끼곤 하는데 이는 아기들의 낮잠 시간에 영향을 받기 때문이다. 엄마는 가급적 이 시간대의 외부 활동은 삼가고 아기의 평상시 생활 리듬을 깨뜨리지 않는 선에서 활동을 하는 것이 좋다.

일반적으로 태어난 지 3개월 정도 되면 아기는 밤낮을 구분하게 된다. 따라서 아기의 낮 활동이 지나쳐 밤에 잠을 못 자는 등 아기가 낮밤이 바뀌지 않도록 늘 규칙적인 생활 패턴과 수면 습관을 들이는 것이 중요하다. 예지처럼 민감한 아기들의 경우 낮 활동으로 인해 밤 시간 수면 습관이 틀어질 수도 있기 때문이다. 아기는 보통 하룻밤에 4번 정도 짧게 깨면서 평균 6~8시간을 자게 된다. 그러나 3개월이 지났는데도 밤에 5번 이상 자주 깨거나 뒤척임이 심하다면 옳지 못한 수면 습관이 형성된 것이기에 이를 바로잡아 주어야만 한다.

올바른 수면 습관을 형성하게 위해서는 우선 엄마가 아기를 인위적으로 재우기보다 졸린 상태에서 잠이 들 수 있도록 유도하는 것이 좋다. 그러기 위해서는 아기를 매일 일정한 시간에 재우는 것이 중요한데 저녁 8~9시 이전에는 자는 습관을 들이도록 엄마와 아기가 함께 훈련해야 한다. 이때 아기를 재우기 전 목욕을 시켜 주는 것도 많은 도움이 되며 잠들기 2시간 전에 충분히 수유를 해주는 것이 좋다. 또한 조명을 끄고 어두운 상태에서 수면을 유도하는 것도 도움이 된다.

하지만 이 모든 과정을 얼마나 충실히 지켰느냐 하는 것보다 더 중요한 것은 바로 엄마가 내 아기만의 성향을 얼마나 잘 관찰하고 파악하느냐 하는 것이다. 아기가 "엄마, 여기는 지금 너무 시끄러워요.", "나 좀 쉬게 해주세요." 하는 의사 표현을 울음이라는 적극적인 베이비사인으로 보낸다면 엄마는 욕심을 잠시 접고 아기를 쉬게 해주도록 하자.

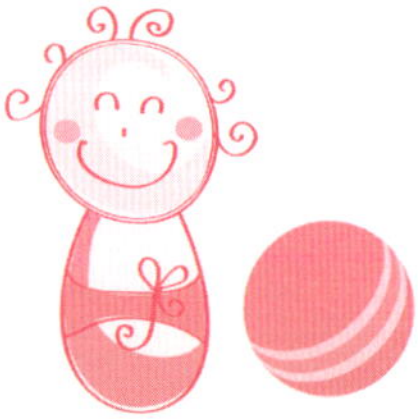

20

"졸려요. 토닥토닥 해주세요."

엄마, 나 일어났어요

2주 전 우리 클리닉에서 수유 훈련을 받고 돌아간 현수 엄마에게서 전화가 걸려 왔다.

"원장님, 다른 게 아니라요…… 우리 현수가 수유도 잘하고 아픈 데도 없이 건강한데, 도무지 잠을 안 자려고 해요. 잘 자야 잘 큰다는데, 아무리 오래 자도 2시간을 넘질 못하니……. 남편이 많이 도와주려고 하긴 하지만 새벽부터 일하러 나갈 사람이라 아무래도 제가 마음이 편치를 못해서 그냥 자게 놔둬요."

이런 사연을 들을 때마다 안타까운 심정은 이루 말할 수가 없다. 아직은 이런 모습이 우리나라의 육아 현실이기 때문이다. 도와줄 가족이 없는 것은 아니지만 잠투정을 하며 밤을 꼬박 새우는 아기 옆에는 다른 누구도 아닌 엄마가 함께 있는 것이 당연한 것이라는 정서가 아직 지배적인 것이 사실이다. 그래도 남편이 많이 도와준다고 하니 현수 엄마는 그나마 괜찮은 편이다. 문제는 현수의 잠투정이었다.

아기의 잠투정은 크게 두 가지로 나눌 수 있는데, 충분한 수면을 이루지 못하고 금세 깨어나 우는 경우와 애초에 잠이 들지 못하고 계속 칭얼거리며 보채는 경우이다.

우선 첫째로 충분한 수면을 이루지 못하는 경우를 살펴보자. 보통 신생아들은 젖을 잘 먹고 푹 자는 시간이 3시간을 넘지 못한다. 이때 엄마가 꼭 알아야 할 것은 아기가 깨어났다고 해서 한숨부터 쉬며 빨리 다시 재우는 데 급급할 것이 아니라 잠에서 깨어난 아기를 반갑게 맞아 주어야 한다는 것이다.

"우리 아기 잘 잤어? 엄마 보고 싶어서 빨리 일어났나~ 배가 고파서 일어났나~ 우리 아기 맘마 먹기 전에 쉬했는지 먼저 볼까?"

엄마의 이런 반응을 통해 아기는 사랑받는 기분과 함께 만족스러운 잠을 잤다는 기억을 갖게 된다. 따라서 잠을 잘 때와 마찬가지로 잠에서 깨어났을 때도 부드러운 분위기 속에서 이루어지는 것이 중요하다. 칭찬을 받으며 잠에서 깨어난 아기는 '잠'에 대해 기분 좋은 인상을 갖게 되기 때문이다.

물론 아기는 대부분 잠에서 깨어나자마자 울기 때문에 엄마가 칭찬해 줄 타이밍을 놓치게 될 수도 있다. 하지만 아기가 운다는 것은 "엄마, 나 일어났어요. 나 좀 안아 주세요. 나에게 관심 좀 가져 주세요"라는 베이비사인이다. 그렇기 때문에 엄마는 아기와 눈을 맞추고 아기와 체온을 나누며 칭찬해 주면서 아기의 베이비사인에 화답해 주어야 한다.

그러지 않고 "아니, 쟤는 깨기만 하면 울어!" 하는 신경질적인 반응을 보인다면 아기는 '잠'이라는 것을 부정적인 것으로 기억하게 될 뿐만 아니라 앞으로도 잠에서 깨어날 때마다 '내가 깨면 엄마가 또 화를 내겠지?' 하는 생각이 무의식 속에 형성되어 늘 기분이 좋지 않은 채로 잠에서 깨어나게 될 수도 있다는 것을 기억해야 할 것이다.

엄마, 나 푹 잘 수 있게 재워 주세요

둘째로 애초에 잠이 들지 못하고 계속 칭얼거리며 보채는 경우를 살펴보자. 초보 엄마들은 품안의 아기가 잠이 들었다 싶으면 깰세라 살살 내려놓는다. 그러다가 기어이 아기가 깨어나 우는 통에 다시 아기를 안아 달래야 하는 일을 밤새도록, 또 밤이면 밤마다 반복하곤 한다. 참으로 눈물 없이는 볼 수 없는 초보 엄마의 인생극장이 아닐 수 없다.

앞에서도 이야기했듯이 수유를 하고 난 아기는 곧바로 잠들지 않고 가수면 상태에 들어간다. 이때 엄마는 아기에게 트림을 시킨 후 천천히 방 안을 걸으며 아기 등을 토닥토닥 두드리면서 아기에게 일정한 리듬을 만들어 주어 아기가 진수면 상태에 들어갈 수 있게 도와주어야 한다. 그렇게 아기가 완전히 잠이 들면 살포시 내려놓아 자세를 잡아 주는데, 한쪽 손으로는 아기의 팔을 잡고 다른 손으로는 아기의 배나 등을 토닥토닥 두드려 주면서 아기가 안정감을 느낄 수 있도록 도와주는 것이 좋다. 이때 아기가 눈, 코, 입을 쫑긋거리거나 눈을 깜빡일 수도 있는데 이것은 배냇짓이기 때문에 엄마는 당황하지 말고 계속해서 아기 등을 두드리며 일정한 리듬을 만들어 주도록 한다. 아기를 부드럽게 토닥토닥 두드려 주는 이 행동은 별것 아닌 것처럼 보이지만 아기에게 일정한 리듬감과 함께 심리적인 안정감을 주어 아기가 질 좋은 숙면을 취할 수 있도록 도와주는 마법의 손과 같다고 할 수 있다.

현수 엄마가 클리닉을 다시 방문해 상담을 받고 돌아간 지 일주일쯤 된 어느 날, 현수 엄마로부터 또다시 전화가 걸려 왔다. 또 무슨 일인가 싶어 전화를 받았더니 이번엔 현수 엄마의 목소리가 날아갈 듯 가볍고 명랑했다.

"원장님, 대성공이에요! 우리 현수, 이제 아주 잘 자요. 원장님이 알려 주신 토닥토닥 마법의 손 덕분에요. 우리 현수 잘 자는 거 보니까 저는 밥 안 먹어도 배부른 거 있죠? 정말 감사합니다."

엄마와 아기가 행복한 육아 시간을 보낼 수 있게 되었다는 것, 그것이 바로 내가 이 일을 계속하게 만드는 최고의 원동력이다. 현수 엄마의 감사 전화를 받은 그날은 나 역시 밥을 안 먹어도 배가 부른 것만 같았다.

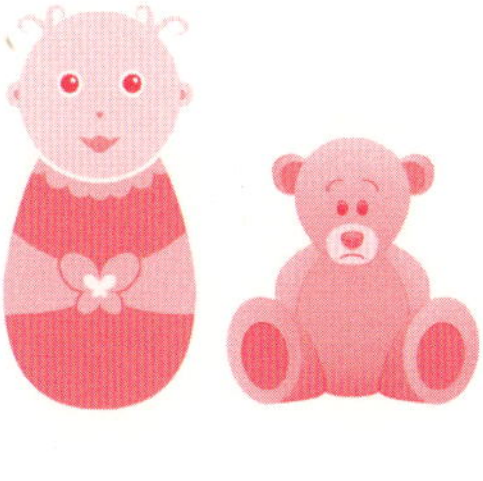

NOTE

:: 토닥토닥 아기 재우는 법

아기는 곧바로 잠들지 않고 대부분 가수면 상태를 오래 지속하게 된다. 이때 엄마는 아기를 안은 상태로 방 안을 천천히 걸으며 토닥토닥 아기 등을 두드려 주면서 아기에게 일정한 리듬을 만들어 주는 것이 중요하다. 아기가 진수면 상태에 들어갈 수 있도록 토닥토닥 아기 재우는 법을 익혀 보자.

Step 1. 올바른 수유 자세와 수유법으로 수유한 후 품 안에서 아기를 안고 트림을 시킨다.

Step 2. 아기가 잠들기 시작했다 하더라도 엄마는 아기를 바로 눕히지 말고, 아기를 안은 채 방 안을 천천히 걸으며 아기 등을 일정한 리듬을 만들어서 토닥토닥 두드려 준다.

Step 3. 아기가 진수면에 완전히 들어간 것 같으면 아기를 천천히 누인다.

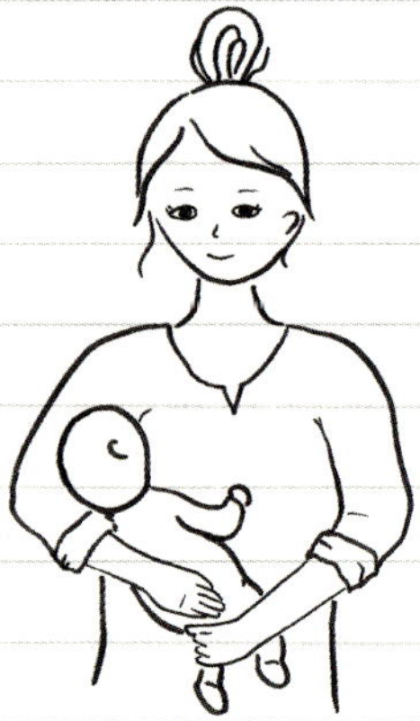

Step 4-1. 아기가 옆으로 누워서 잘 경우

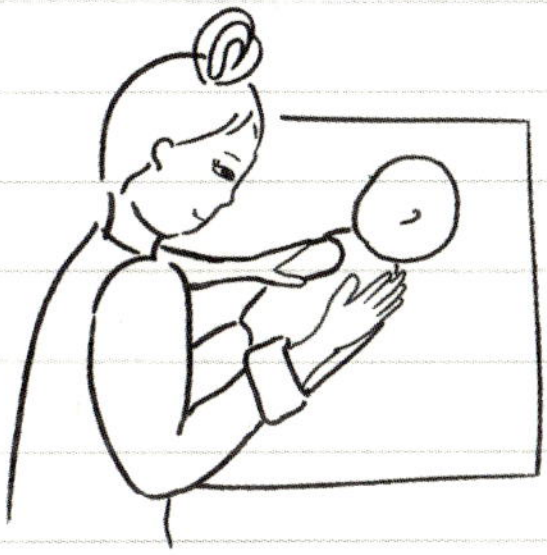

한쪽 손으로는 아기 팔을 잡고 다른 손으로는 아기 등을 토닥토닥 두드려 일정한 리듬감과 함께 안정감을 준다. 아기가 완전히 잠들 때까지 이 자세를 유지한다. 아기 등 뒤에 폭신폭신한 베개나 쿠션을 대주어도 좋다.

이때 너무 한쪽으로만 재우면 두상이 비대칭으로 형성될 수도 있으므로 어느 정도 시간이 흐른 뒤에는 반대로 돌려 주는 것이 좋다.

Step 4-2. 아기가 바로 누워서 잘 경우

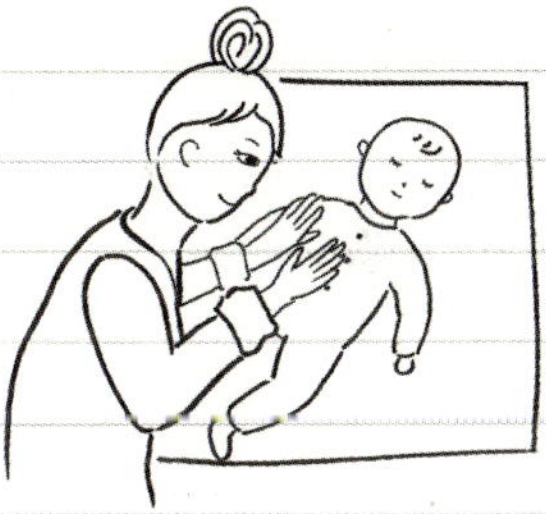

한쪽 손으로는 아기 팔을 잡고 다른 손으로는 아기 배를 토닥토닥 두드려 일정한 리듬감과 함께 안정감을 주며 깊은 잠에 들도록 도와준다.

아기는 자면서 토할 수도 있기 때문에 이때 고개만 살짝 옆으로 돌려 재우도록 한다. 아기가 완전히 잠들 때까지 이 자세를 유지한다.

21

"속이 더부룩해요. 소화 좀 시켜 주세요."

"원장님, 우리 아기는 젖 먹고 나면 왜 꼭 우는지 모르겠어요. 배고플 때는 잘 울지도 않는 애가……."

유방 마사지를 받으며 이런저런 이야기를 하던 성원 엄마의 말에 나는 귀가 번쩍 뜨였다.

"기저귀는 살펴봤어요? 안아서 달래도 보고요?"

초보 엄마들이 흔히 하는 실수가 아닐까 싶어 성원 엄마에게 이것저것 물어보기 시작했다.

"그럼요, 다 확인했어요. 수유하고 나서도 오래오래 안아 줬고요."

"물론 트림도 시켜 줬겠죠?"

"아…… 제가 수유하고 나서 매번 등을 두드려 주긴 하는데요, 이상하게 우리 성원이는 트림을 잘 안 해서요. 젖을 많이 안 먹어서 그런지 트림을 잘 안 하더라고요."

나는 마사지하던 손을 멈추고 말았다. 트림을 잘 안 하는 아기라니…… 이 세상에 그런 아기는 없다. 트림을 잘 못 시켜 주는 엄마가 있을 뿐이다.

"성원 엄마, 어른은 소화 안 되면 소화제라도 먹지. 말 못 하는 아기가 소화가 안 되는데, 울기밖에 더 하겠어요?"

신생아는 최소 50일 이상은 수유 후에 반드시 트림을 시켜 줘야 한다. 아기가 트림을 잘 못하면 오랜 시간을 들여서라도 반드시 트림을 하도록 도와줘야 하는 것이지 '우리 아기는 트림을 잘 안 하나 보다' 하고 넘어갈 문제가 아니다. 아무리 모유가 소화 잘되는 음식이라 할지라도 무엇이든 일단 먹었으면 트림을 시켜야 하는 법이기에 트림을 안 해도 되는 아기는 이 세상에 없다고 보면 된다.

성원이와 같이 모유 수유를 하는 아기라면 엄마는 양쪽 가슴을 집중적으로 5분씩 교차 수유 하는 사이사이마다 아기를 트림시키기 편한 자세로 안고 등을 토닥토닥 두드려 트림을 시켜 줘야 한다. 그러나 예외적으로 곧바로 트림을 하지 않는 아기도 있는데, 이때 엄마는 인내심을 가지고 계속해서 아기 등을 토닥토닥 두드려 주며 아기가 트림을 할 때까지 기다려 주어야만 한다.

아기가 소화가 잘 되지 않거나 배에 가스가 차서 울 때 이것을 최대한 빨리 발견해서 아기 배 속을 한시라도 편안하게 해줄 수 있느냐 없느냐 하는 것은 말 그대로 베이비사인을 읽는 엄마의 능력에 달려 있다. 그런데 여기에서 한 단계 더 발전하려면 아기가 베이비사인을 보내기 전 내 아기만의 특징을 미리 체크할 줄 알아야 한다. 성원이의 경우 다른 아기들에 비해 소화 기능이 약해서 소화가 오래 걸리고 배에 가스가 차는 일도 잦은 편이었다. 이런 아기의 특징을 엄마가 미리 파악했다면 모유 수유 후 아기가 곧바로 트림을 하지 않는다 하더라도 트림을 생략하는 일은 없었을 것이고, 애초에 아기가 트림을 할 때까지 충분히 기다려 주는 생활 패턴을 익혀 왔을 것이다.

이처럼 엄마가 내 아기만의 베이비사인을 읽고 그에 맞는 해결책과 예방법을 미리미리 준비한다면 아기와 엄마는 건강의 질은 물론 삶의 질도 높아질 수 있음을 기억하자.

NOTE

:: 우리 아기 **수유 후 트림시키기**

Step 1. 엄마는 아기를 안고 몸을 뒤로 살짝 젖혀 아기 얼굴이 엄마 어깨에 걸쳐지도록 한다.

Step 2. 이때 엄마의 허리가 자연스럽게 살짝 C자형으로 휘어지면서 무게 중심이 뒤로 가게 한다.

Step 3. 아기 배가 엄마 한쪽 가슴에 밀착되게 안은 다음 엄마의 한 손으로는 아기 엉덩이를 받치고 다른 손으로는 아기 목을 잡아 척추 라인까지 지탱해 준다.

Step 4. 이 자세가 안정되면 엄마는 아기 목을 감싸고 있던 손을 마치 달걀 하나를 감싼 듯 동그랗게 손바닥을 모아 아기 등을 토닥토닥 두드려 준다.

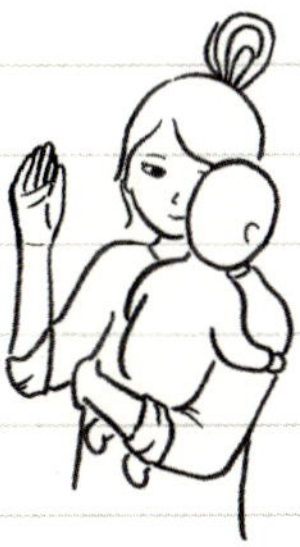

손바닥을 동그랗게 모은다.

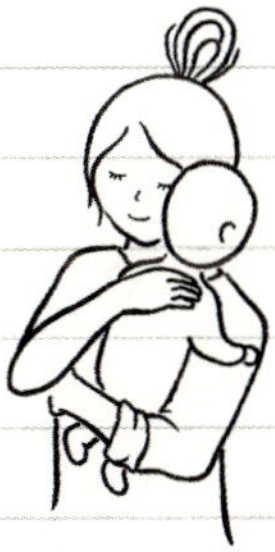

그 상태로 토닥토닥
아기 등을 두드려 준다.

22

"너무 더워요.
시원하게 해주세요."

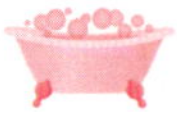

한번은 일본인 산모가 유방 관리를 받으러 온 적이 있다. 그런데 산모를 따라 아기를 안고 들어오는 아빠를 보고 나는 깜짝 놀라고 말았다. 아빠 품속에 있는 10개월 된 아기가 반바지에 반소매 차림이었던 것이다. 그때가 3월이었으니 내가 놀라는 것도 무리는 아니었다.

"어머, 아기 안 추워요?"

일본에서는 아기들을 시원하게 키운다는 걸 알고는 있었지만, 그래도 3월이면 아직 추울 텐데 싶어 걱정스럽게 물으니 아빠가 씽긋 웃으며 대답했다.

"겨우내 이렇게 다녔는데요. 아직 감기 한번 안 걸렸습니다."

그러고는 아기를 보며 다시 한 번 씽긋 웃는 것이 아닌가. 아빠 품에서 건강하고 환한 얼굴빛으로 밝게 웃는 아기를 보자니 '맞아, 문화 차이지' 싶은 생각이 들었다. 러시아에서도 그 추운 날씨에 하루에 한 번씩 아기를 유모차에 태워 산책을 시키지 않는가. 그러면서 작년 겨울에 만난 훈이 엄마가 떠올랐다.

"원장님, 아기가 하도 발버둥을 치고 울어서 수유고 뭐고 도무지 할 수가 없어요. 어쩌면 좋죠?"

수유 교육을 받고 갔던 훈이 엄마가 한숨 섞인 목소리로 전화를 걸어 왔다. 속싸개가 다 벗겨질 정도로 아기가 몸부림을 심하게 치면서 울기만 한다는 것이었다. 이런저런 기본적인 사항들을 체크하고 우는 아기를 달래 보았지만 도무지 원인을 몰라 답답한 마음에 나에게 전화를 걸었다고 했다. 나는 문득 훈이 엄마가 시어머님과 함께 산다는 것이 떠올랐다.

"혹시 겨울이라고 방 안 온도를 너무 높게 하고 지내는 건 아니죠?"

"집이 좀 후끈하긴 해요. 겨울에 애를 낳았으니까 뜨겁게 지내야 한다고, 어머니가 보일러를 30도까지 올려놓으셨더라고요. 찬바람 쐬면 안 된다고 하셔서 환기도 통 못하기도 했고요. 그런데 왜요?"

"왜긴, 모르겠어요? 아기가 덥다고 지금 항의 표시 하는 거잖아요, 훈이 엄마."

훈이 엄마의 경우 대개 어른들이 해주는 말을 여과 없이 듣고 따르는 전형적인 초산모의 실수를 보여 준 사례다. 겨울에 태어났으니 엄마와 아기 모두 뜨끈뜨끈하게 지내야 한다며, 지나치게 높은 실내 온도에 속싸개로 꽁꽁 싸매기까지 했으니 아기가 얼마나 답답했겠는가.

사람이 활동하기에 가장 이상적인 실내 온도는 18~20도지만 아기의 경우 약간 춥다고 느낄 수 있으니 22도 정도가 적당하다. 신생아의 경우는 이보다 조금 높은 22~24도가 적당하다 할 것이다. 그러나 아토피 등의 피부염을 앓고 있는 아기라면 20도 정도로 약간 서늘하게 키우는 것이 좋다.

겨울철에는 아기에게 어른보다 옷을 하나 더 입히는 정도면 적당하다. 하지만 아기가 땀을 흘리거나 답답해서 몸부림을 치는 등 훈이처럼 덥다는 표시를 하면 어른과 똑같이 입히는 것이 좋다. 무엇이든 지나친 것은 모자람만 못하기 때문이다.

겨울철에는 무엇보다 습도 조절이 중요한데, 따뜻한 실내 공기로 인해 아기의 호흡기가 건조해지면 쉽게 감기에 걸릴 수 있다. 이럴 때는 젖은 천 기저귀나 젖은 수건을 방 안에 널어 놓는 등 적당한 실내 습도를 유지하는 것이 좋으며 하루에 한 번 이상 창문을 열어 환기를 시켜 주는 것도 잊지 말아야 한다.

또한 춥다고 해서 아기를 너무 폭 싸는 것도 좋지 않다. 흔히 아기를 엄마 배 속에 있을 때와 유사한 느낌으로 만들어 주어야 한다는 생각에, 또 아기가 자신의 팔다리 움직임에 놀라지 않게 하기 위해 속싸개에 폭 싸두곤 한다. 겨울이면 찬바람이 들어갈세라 더 꽁꽁 싸매는 경우도 많다. 그러나 이때 주의할 점은 아기를 너무 꽁꽁 오래 싸두면 아기들의 체온 조절에 영향을 받는 것은 물론이고 아기의 고관절 발달에도 무리가 올 수 있다는 점이다.

여름철에는 서늘한 환경에서 키우는 것이 좋다. 여름철 아기 건강에서 가장 중요한 것은 아기 배를 가려 주는 것인데, 한여름에는 옷을 입히지 않더라도 배는 반드시 가려 주어 아기가 배탈이 나지 않게 신경 써주어야 한다. 아기가 체질상 땀이 많거나 더위를 많이 탈 경우 적당한 거리에서 에어컨이나 선풍기를 살짝 켜주되 아기 몸에 바람이 직접 닿지 않게 하는 것이 좋다. 다만 에어컨을 켤 때는 창문은 조금 열어 놓는 것이 좋으며 선풍기를 틀 때는 아기의 몸통이 아닌 발치에서 30~50㎝ 정도 떨어진 곳에서 틀어 주도록 한다.

아기가 춥거나 더울 때 가장 쉽게 할 수 있는 의사 표시는 역시 '울음'이라는 베이비사인이다. 아기들은 더워도 스스로 옷을 벗지 못하고 추워도 스스로 옷을 찾아 입지 못한다. 다만 베이비사인을 읽어 준 엄마에 의해 더운 아기가 시원해지고 추운 아기가 따뜻해질 수 있는 것이다. 베이비사인을 읽고 해석하는 일은 아기의 건강과 직결되는 문제임을 다시 한 번 생각하자.

NOTE

:: 아기에게 알맞은 **계절별 실내 환경**

1. 여름철의 경우

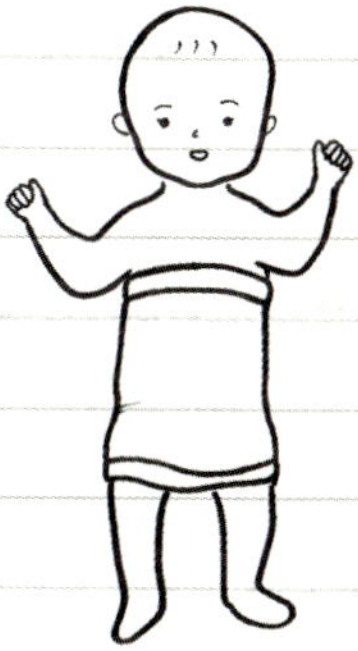

시원하게 해주는 것이 가장 중요하다. 아주 더운 날엔 배만 가려 줄 정도로 시원하게 입히는 것이 좋다. 요즘에는 밴드형으로 된 배가리개도 시중에 많이 나와 있어서 너무 더운 날에는 이 밴드형 배가리개 하나만 입혀도 좋다.

2. 겨울철의 경우

온도도 중요하지만 습도 역시 신경 써야 할 부분이다. 지나친 난방이나 높은 실내 온도로 인해 방 안이 건조해질 경우에는 바이러스 활동력이 높아지기 때문에 감기에 걸리기 쉽다. 춥다고 너무 꽁꽁 싸매지 말고 실내 공기를 자주 환기해 주면서 젖은 천 기저귀나 젖은 수건을 방 안에 널어놓는 등 습도 조절에도 신경 쓰도록 한다.

23

"엄마랑 함께 있고 싶어요."

산후조리원을 운영했을 때의 일이다. 신생아실에 보면 유독 잘 우는 아기가 꼭 한두 명씩은 있기 마련인데, 아영이가 바로 그랬다. 간호사들이 아무리 달래 주고 계속 옆에 붙어 있어도 아무 소용이 없고, 밤만 되면 더 심하게 울고 보채서 다른 아기들까지 깨우곤 했다.

물론 나는 아기가 우는 이유를 알고 있었다. 아기에게 지금 필요한 것은 능숙한 간호사의 손길도 그 무엇도 아닌 바로 엄마의 품, 엄마의 체온이라는 것을.

나는 아기를 안고 조심스럽게 엄마 방을 찾아갔다. 엄마의 입장에서 보면 아기를 엄마 대신 잘 돌봐 주고 그사이 엄마는 체력을 끌어 올리고자 산후조리원에 들어와 있는 것인데 "엄마가 아기를 좀 데리고 있어 보세요"라는 말을 들으면 자칫 오해를 할 수도 있기 때문이다. 그래도 어쩔 수 없었다. 진정한 산후조리원의 역할은 엄마와 아기가 둘만 남았을 때도 엄마가 혼자서 아기를 잘 돌볼 수 있도록 도와주는 것이기 때문이다.

내가 산모의 방문을 두드리자 마침 운동 중이던 산모가 나를 반갑게 맞았다.

"아영 엄마, 혹시 오늘 밤에 아영이 데리고 자보는 게 어때요?"

"왜요? 우리 아영이한테 무슨 문제라도 있나요?"

"그게 아니라 아기가 밤에 계속 우는데, 내가 보기엔 엄마가 곁에 있어 주는 게 좋을 것 같아요."

"어머, 그래요? 집에 가서도 안 자고 울면 어떡하지……. 하여튼 알겠어요. 오늘 밤에 제가 데리고 자볼게요."

다음 날 아침, 아영 엄마가 아영이를 안고 환한 얼굴로 원장실을 찾아왔다.

"어때요? 어젯밤에 아영이 잘 잤나요?"

"네. 잘 잤어요, 원장님. 오늘 밤에도 제가 데리고 잘게요. 아영이가 잘 자니까 저도 행복한 거 있죠. 집에 가서도 잘 자겠죠? 괜히 겁먹고 있었어요. 감사해요, 원장님."

신생아 때 겪는 모성 분리 불안은 엄마와 떨어져 있게 되면서 겪는 심리적, 신체적 불안감 상태를 말하는 것으로, 처음 며칠 동안 분리 불안을 겪었던 아영이의 경우 엄마와의 애착 관계가 매우 잘 형성되어 있어 불안 증세가 쉽게 없어진 사례라고 할 수 있다. 이런 경우 조리원에서 퇴원해 집으로 돌아가서도 아기와 엄마는 평안한 밤을 맞이할 수 있을 것이다.

아기는 엄마와 함께 있는 것만으로도 정서적인 안정감을 얻게 된다. 특히 엄마가 눈을 맞추며 속삭여 주는 말이나 아기의 옹알이에 대한 엄마의 화답 등은 엄마와 아기 사이에 깊은 유대감을 형성시켜 준다. 즉 신생아 때의 모성 분리 불안은 엄마가 함께 있어 주는 것만으로도 극복할 수 있다는 얘기다.

따라서 아기가 분리 불안 증세를 보이면 엄마는 아기를 안고 "아영아, 엄마가 항상 곁에 있어 줄게"라고 이야기하면서 엄마가 늘 자신과 함께하고 있다는 것을 인지시켜 안정감을 갖게 해주는 것이 중요하다.

예를 들어 엄마가 화장실을 갈 때나 잠시 아기 눈앞에서 멀어져야만 하는 상황이 되었을 때 엄마는 아기와 눈을 맞추며 "엄마, 화장실 다녀올게. 잠깐만 기다려, 우리 아영이" 하고 말하면서 웃는 얼굴로 자리를 뜨는 것이 좋다. 또 화장실에 가서나 아기 눈앞에 있지 않을 때도 아기를 향해 계속해서 말을 하거나 노래를 불러 주는 것도 도움이 된다.

개인차에 따라 유독 심하게 모성 분리 불안 증세를 보이는 아기들이 있다. 이때 아기를 응석받이로 키워서는 안 된다는 생각에 우는 아기를 달래 주지 않거나 혼자 놔두는 부모를 간혹 보게 된다. 하지만 이럴 경우 자칫 아기에게 잘못된 애착 관계가 형성될 수도 있다는 것을 알아야만 한다. 아기가 엄마에게 받거나 주지 못한 애정을 인형이나 이불 등으로 전이시켜 잘못된 애착 관계로 유착되는 경우도 종종 볼 수 있기 때문이다.

"힘들어 죽겠네. 왜 너는 엄마만 찾니?", "그만 좀 울어, 엄마 여기 있잖아!" 이런 말들은 내 아기의 베이비사인에 화답하는 말이 아니다. “아영아, 엄마 여기 있네.”, “엄마 보고 싶었구나? 엄마도 아영이 보고 싶어서 빨리 왔어.” 이런 말들이 바로 아기와 엄마의 정상적이고 깊은 애착 관계를 만들어 가는 말임을 다시 한 번 기억하자.

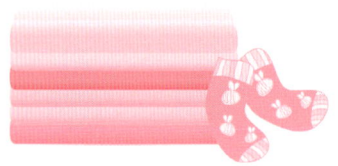

NOTE

:: 아기와 **마주 보고 대화하기**

아기는 말을 알아듣지는 못하지만 표정과 말투로 엄마의 감정을 충분히 느낄 수 있다. 틈나는 대로 아기와 눈을 맞추고 대화를 하면서 엄마의 사랑을 전해 주어야 엄마와 아기가 정상적이고 깊은 애착 관계를 형성할 수 있다.

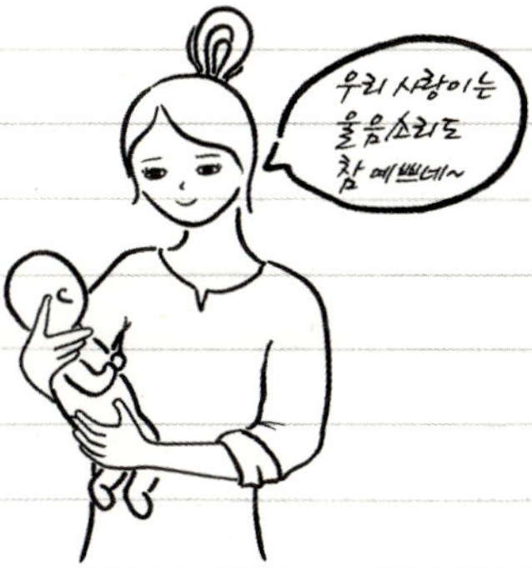

Step 1. 아기와 얼굴을 마주 본 상태로 아기를 편안하게 안은 다음 엄마는 한 손으로 아기 목을 단단히 받친다.

Step 2. 다른 손으로 아기 엉덩이를 받치고 아기의 다리를 엄마 배에 대 주며 아기가 편안한 자세가 되도록 안는다.

Step 3. 밝은 얼굴로 아기와 눈을 맞추며 "엄마 보고 싶었어?", "우리 사랑이는 울음소리도 참 예쁘네" 하며 아기와 대화한다.

24

"엄마, 나 열나고 아파요."

어느 가을밤, 클리닉으로 전화 한 통이 왔다. 시계를 보니 밤 10시가 넘어가고 있었다. 그 시간에 오는 전화는 좋은 소식보다는 그렇지 않은 것이 많았기에 걱정스러운 마음으로 전화를 받았다. 아니나 다를까, 전화를 받자마자 수화기 너머에서 아기 울음소리가 요란했다.

"원장님, 저 좀 도와주세요. 우리 찬영이 어쩌면 좋아요?"

그 해 여름, 산전 교육을 받고 간 찬영 엄마였다. 모유 수유는 누구보다 잘 해내고 있었는데, 어찌 된 일인지 아기도 엄마도 눈물바다였다.

"원장님, 우리 찬영이가 몸이 불덩이 같아요. 응급실에 데려가야 하나요?"

이럴 때는 먼저 엄마를 진정시키는 것이 급선무다. 대부분의 엄마는 아기가 아프면 침착하지 못하고 이성을 잃은 채 허둥지둥하기 마련인데, 엄마의 이런 모습은 아기에게 더 큰 불안감으로 작용할 수 있기 때문이다.

"찬영 엄마, 우선 좀 진정해요. 아기가 언제부터 열감이 있었어요? 갑자기 밤에 그런 거예요?"

"아니요, 낮부터 미열이 있긴 했어요. 목욕시키고 난 후부터 갑자기 열이 더 심해져서는……."

"아기가 열이 있는데 목욕을 시켰다고요? 아니, 찬영 엄마. 미열 있을 때는 목욕시키면 안 되는 거 몰랐어요? 그럴 때는 그냥 아기 옷 다 벗기고 미지근한 물로 물수건 만들어서 아기 몸 닦아 주면 된다고 내가 얘기해 줬는데."

"아, 맞아요. 그런데 미열이라 괜찮을 줄 알았어요. 어떡해요, 원장님. 지금이라도 응급실 갈까요? 네?"

“찬영 엄마, 일단 마음부터 가라앉혀요. 아기가 의지할 건 엄마뿐인데 엄마가 단단하게 있어 줘야지, 이렇게 흔들리면 안 되지. 우선 찬영이 옷부터 벗겨요. 자, 이제부터 내 얘기 잘 들어요. 미지근한 물수건으로 아기 몸을 계속 닦아 주면서 2시간 간격으로 열 체크를 하세요. 아마 2시간에 1도씩 떨어질 거예요. 그렇게 이 밤을 잘 넘겨 보세요. 그런 다음 내일 아침에 날 밝는 대로 소아과 외래 진료를 가는 게 좋아요. 지금 응급실 가봤자 뾰족한 수가 없어요. 알겠죠?”

아기에게 미열이 있을 때

찬영 엄마의 경우 아기가 미열이 있을 때 엄마의 미숙한 판단으로 그 처리를 잘못한 사례이다. 아기들은 종종 미열이 발생한다. 미열은 보통 체온계로 아기 몸에 열을 쟀을 때 37.5도에서 37.8도까지를 말한다. 일단 아기 몸에 미열이 있다 싶으면 엄마는 아기가 입고 있는 옷을 다 벗기고 미지근한 물수건으로 온몸을 닦아 주는 것이 좋다.

여기서 중요한 것이 아기 체온과 비슷한 온도의 따뜻한 물수건으로 아기 몸을 닦아 주어야 한다는 것이다. 간혹 어떤 엄마들은 아기 몸의 열을 떨어뜨려야 한다는 생각에 찬물로 물수건을 만드는 경우가 있는데 이는 좋은 방법이 아니다. 오히려 이로 인해 아기의 체온 조절을 완전히 실패하게 되면서 미열로 끝날 일을 감기로 번지게 만들 수도 있기 때문이다. 또한 미지근한 물수건을 만들 때는 물기를 너무 꽉 짜지 말고 어느 정도 보습감이 있는 상태로 하여 아기 몸을 닦아 주는 것이 열을 내리는 데 훨씬 효과적이다.

아기가 미열이 있을 때 초보 엄마들이 흔히 하는 실수 또 하나가 있는데, 바로 찬영 엄마처럼 아기를 목욕시키는 일이다. 아기가 미열이 있을 때 목욕을 하게 되면 목욕할 때 생기는 열기로 인해 미열이 고열로 오를 수가 있고, 이로 인해 아기의 컨디션이 급격히 나빠져 심하면 감기나 폐렴으로까지 번질 수도 있다. 아기가 미열이 있고 자주 칭얼거리면 비록 목욕을 할 타이밍이라 할지라도 목욕 대신 미지근한 물수건으로 아기 몸을 닦아 주면서 아기의 컨디션이 정상으로 돌아올 때까지 일단 지켜보는 것이 좋다.

아기에게 고열이 있을 때

그렇다면 아기가 38도 이상의 고열 상태일 때는 어떻게 하면 좋을까?

한밤중에 아기가 고열로 울기 시작하면 대부분의 엄마는 아기보다 더 놀라고 겁을 먹어 응급실부터 찾게 된다. 그러나 앞에서도 말했지만 그 상태로 응급실에 간다 한들 뾰족한 수가 있는 것은 아니다. 응급실은 주로 사고 등의 응급 환자에 대처하기 위해 있는 곳으로, 고열에 시달리는 아기가 응급실에 간다고 해서 갑자기 마술처럼 울음을 뚝 그치고 열이 뚝 떨어질 수는 없기 때문이다. 만약 아기의 고열 때문에 한밤중에 응급실을 찾게 된다면 엄마와 아기는 그냥 응급실 한쪽에서 밤을 지새우다가 아침이 되어 소아과 외래 진료로 인계될 확률이 가장 높다. 결국 엄마와 아기 둘 다 고생만 하게 되는 것이다.

따라서 한밤중에 아기가 고열이 날 경우 아기가 경련을 일으키거나 경기를 할 정도가 아니라면 집에서 미지근한 물수건으로 계속해서 주기적으로 아기 몸을 닦아 열을 내려 준 다음 아침 일찍 소아과 외래 진료를 받는 것이 가장 좋다. 이때 아기 몸의 체온을 계속 체크하며 경기를 하지는 않는지 살피는 것이 가장 중요하다. 하지만 미지근한 물수건으로 계속해서 몸을 닦아 주어도 열이 내려가지 않거나 아기가 경기를 하는 경우에는 반드시 응급실을 찾아야만 한다.

그렇다면 아기가 불안해서 떠는 것과 경기를 하는 것을 어떻게 구분할 수 있을까? 우선 경기는 뇌에 일시적으로 산소가 공급되지 않아 몸에 반응이 오는 것을 말한다. 만약 아기가 몸을 떨고 있다면 엄마는 우선 아기의 손을 가만히 잡아 보도록 한다. 이때 아기의 손 떨림이 멈춘다면 이는 아기가 불안해서 떠는 것이기에 계속해서 엄마가 옆에 있음을 알려 주면서 아기에게 안정감을 주도록 한다. 하지만 만약 엄마가 손을 잡았는데도 아기의 손 떨림이 계속된다면 그것은 경기일 확률이 높다. 이때는 반드시 빠른 시간 내에 응급실로 가서 의료적인 조치를 받도록 한다.

엄마라면 아기가 아파서 울 때만큼 속상하고 무서울 때가 없을 것이다. 하지만 이럴 때 아기보다 더 많이 울거나 겁을 먹고 당황한다면 결코 아기를 지켜 낼 수 없다. 내 아기를 지켜 낼 수 있는 강한 엄마는 아기가 울 때 함께 울어 주는 엄마가 아니라 아기의 울음을 그치게 해주는 방법을 미리 알고 있는 엄마다. 내 아기가 어떤 상황에 처하든지 지켜 줄 수 있는 강한 엄마가 되기 위해서는 아기의 베이비사인을 정확히 읽고 그 의미를 빠르게 판단해 낼 수 있어야 할 것이다.

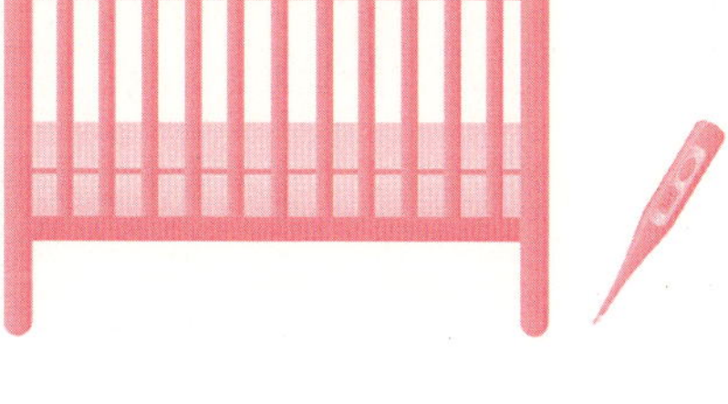

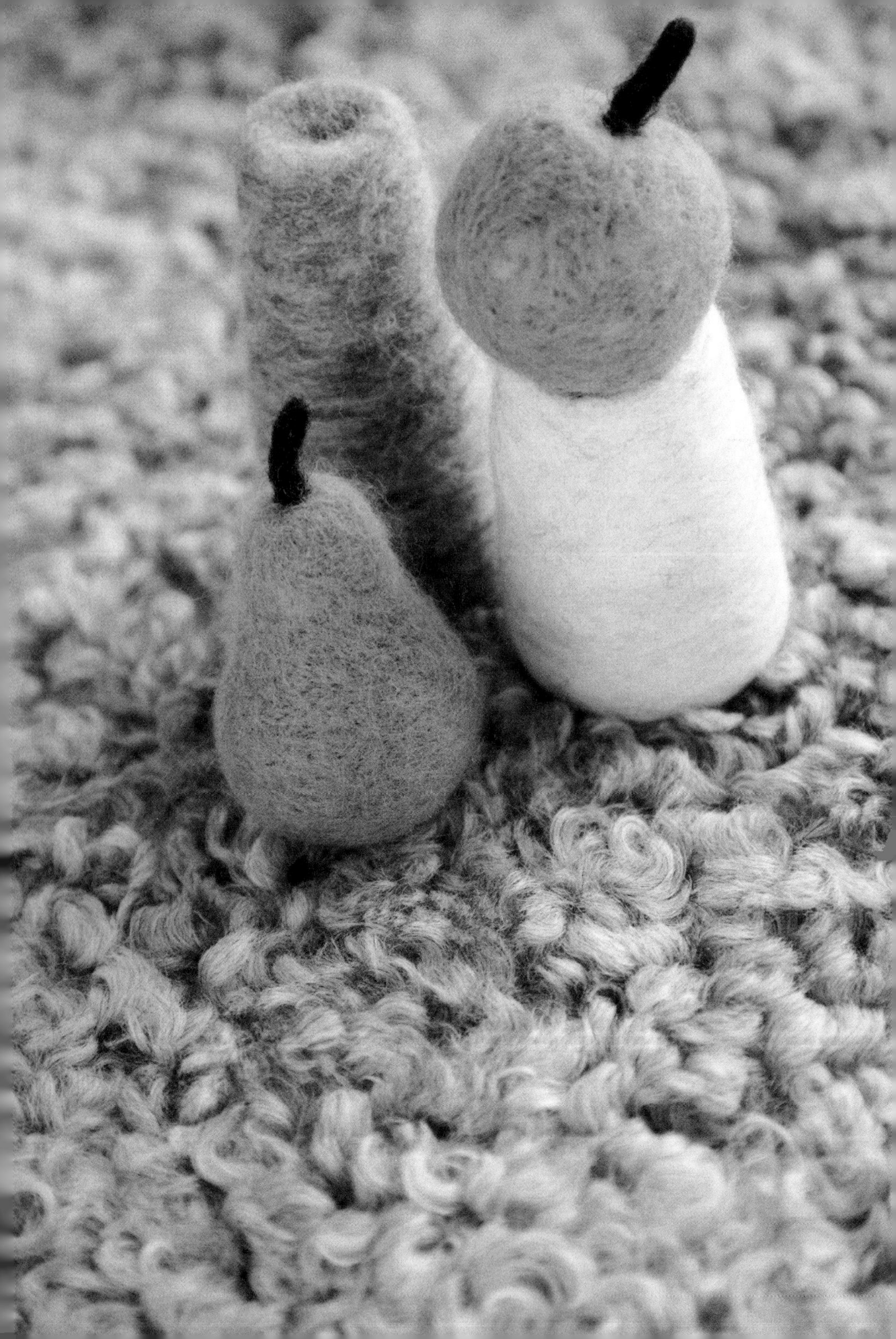

Part 4

몸으로 말해요

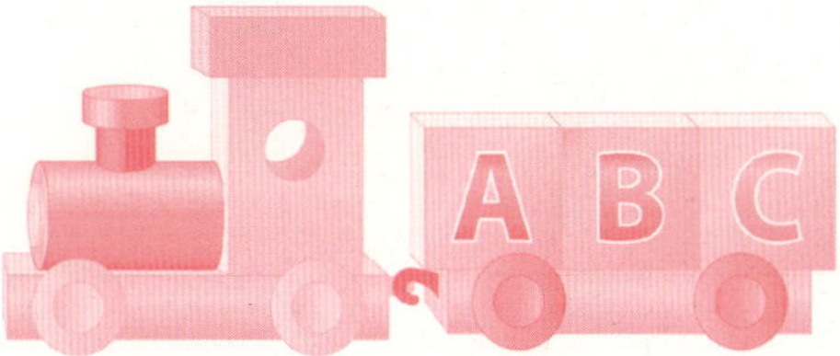

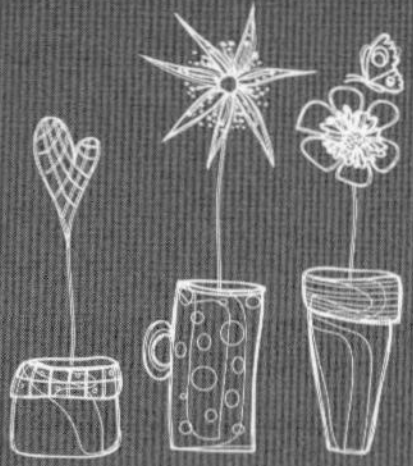

25. 아기가 젖을 못 물 때
26. 고개를 좌우로 흔들면서 쩝쩝 빠는 흉내를 낼 때
27. 엄마 젖꼭지를 물고 잡아당길 때
28. 딸꾹질을 할 때
29. 애벌레처럼 웅크릴 때
30. 자전거 타듯이 다리를 버둥거릴 때
31. 아기 흰자위가 노래졌을 때
32. 눈 주위가 벌게지고 눈이 작아졌을 때
33. 잘 때 숨을 안 쉬는 것만 같을 때
34. 자꾸 찡그리면서 다리를 가슴으로 끌어당길 때
35. 자꾸 방귀를 뀌고 대변을 지릴 때
36. 힘없이 축 늘어져 있을 때
37. 자꾸 등을 곧추세울 때
38. 손이나 주먹을 빨 때
39. 주먹 쥔 손을 귀에 대거나 몸을 과도하게 움직일 때
40. 아기 얼굴은 편안한데 움직임이 없을 때

25

아기가
젖을 못 물 때

엄마, 내 입 속 좀 봐주세요

출산 2주째인 진주 엄마는 충주에서 올라오느라 고돼서인지 그야말로 얼굴이 말이 아니었다. 아기도 지칠 대로 지쳐서 우렁찬 소리로 울지도 못하고 기어 들어가는 소리로 낑낑 보채고만 있었다. 아기가 도무지 젖을 물지 못한다며 우리 클리닉을 찾은 진주 엄마에게 나는 우선 그동안 해온 대로 아기에게 수유를 시도해 보게 했다. 아기는 엄마 품에서 어렵게 젖을 찾아 물기는 했지만 이름처럼 진주 같은 눈만 말똥말똥 뜬 채 쩝쩝거릴 뿐 엄마 젖을 깊게 물지 못했다. 몇 분 씨름한 끝에 드디어 아기가 엄마 젖을 크게 물자 그 순간 엄마 입에서 "아!" 하는 비명소리가 터져 나왔다. 이상해서 살펴보니 아기는 깊은 젖 물기를 하지 못하고 아기 입안에서 엄마 젖꼭지가 덜렁덜렁 움직이고 있었다.

아무래도 이상해서 나는 수유를 멈추게 한 후 아기 입 속을 살펴보았다. 하지만 아기의 구강 구조에는 아무런 이상이 없었다.

"이상하다. 다시 한 번 해볼까요?"

나는 엄마와 함께 아기의 수유 자세와 입 모양을 잡아 주며 다시 한 번 시도해 보았다. 하지만 결과는 다르지 않았다.

"아! 너무 아파요, 원장님. 왜 이러는 거죠?"

나는 혹시나 하는 마음에 먼저 손을 깨끗이 씻은 다음 아기의 입안에 손가락을 넣어 보았다. 아기가 젖을 빨듯 손가락을 빨자 나는 그제야 아기의 문제점이 무엇인지 알 수 있었다. 그동안 진주가 엄마에게 보낸 베이비사인은 의외로 아주 다른 뜻을 가지고 있었다.

"우리 진주, 원장님이랑 혀 운동 좀 할까?"

진주 같은 경우 2주 동안 모유 수유가 원활하지 못해 젖병으로 모유를 먹이다 보니 젖병의 실리콘 젖꼭지에 아기 혀가 익숙해져 생긴 현상이라고 볼 수 있었다. 젖병의 실리콘 젖꼭지는 엄마의 진짜 젖꼭지보다 길게 생겼기 때문에 아기가 힘들이지 않고도 쉽게 빨 수 있게 되어 있다. 하지만 아기가 엄마 젖을 빨 때는 실리콘 젖꼭지를 빨 때보다 빠는 힘도 더 강해야 할 뿐만 아니라 젖꼭지를 무는 혀 움직임도 달라져야 하기 때문에 진주의 경우처럼 실리콘 젖꼭지에 익숙해진 아기들은 직수를 할 때 종종 힘들어하는 경우가 있다. 이럴 때는 엄마가 아기의 혀 움직임이 익숙해질 때까지 적응시키는 훈련을 해주어야만 한다.

아기가 엄마 젖 빠는 것을 힘겨워할 때는 직수를 하기 전 엄마 가슴에 교정용 젖꼭지를 끼워 아기를 훈련시키는 것도 하나의 방법이 될 수 있다. 교정용 젖꼭지는 엄마의 유두 모양과 그대로 닮아 있어 아기가 유두 혼동이 있을 때나 엄마 젖을 제대로 빨지 못할 때 교정할 수 있게 도와준다. 또 아기에게 자연스럽게 빠는 힘도 키워 주면서 혀 운동도 할 수 있게 도와주는 역할도 한다.

경우에 따라 엄마가 아기 혀를 직접 연습시키는 방법도 있다. 엄마가 깨끗한 손으로 아기 입안을 벌려 아기 혀를 지그시 눌러 혀 내리는 훈련을 시켜 주는 것이다.

몇 달 후 클리닉으로 선물 상자가 배달됐다. 충주에서 온 사과 상자였다. 반가운 마음에 사과 상자를 열어 보니 진주 엄마가 한 자 한 자 적어 내려간 손 편지도 함께였다.

'원장님 덕분에 모유 수유 성공해서 저랑 진주랑 정말 행복해요. 감사합니다, 원장님.'

이런 순간이야말로 내가 이 일을 하면서 가장 보람을 느끼는 때가 아닐 수 없다. 이런 감사 편지를 받을 때면 오히려 내가 더 감사해지는 마음이 든다.

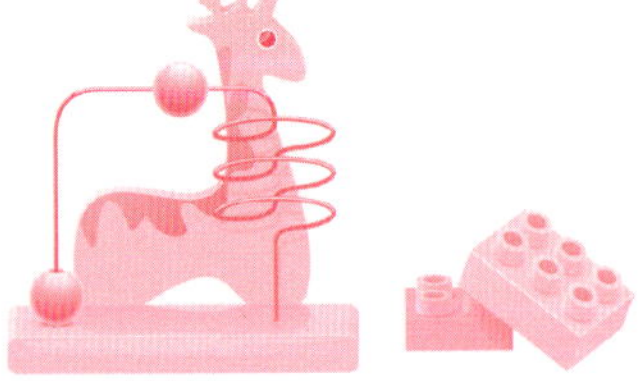

26

고개를 좌우로 흔들면서 쩝쩝 빠는 흉내를 낼 때

엄마, 나 배고파요

많은 엄마가 베이비사인이라고 하면 어렵게만 생각하는 경향이 있다. 매번 울음으로 표현하거나, 매번 다른 표정과 모습으로 표현하는 그 사인을 어떻게 구분하느냐고 의아해하기도 한다. 하지만 자세히 들어보면 울음소리도 다 같지 않다. 아기가 행복한 표정을 지을 때 그 순간을 기억하고, 아기가 힘들어하는 몸짓을 할 때 그

몸짓을 기억한다면 엄마는 아기의 마음을 읽을 수 있게 된다. 베이비사인을 알아듣게 되고, 화답할 수 있게 된다. 따라서 아기의 베이비사인을 얼마나 잘 이해하느냐 하는 것은 아기를 얼마나 잘 관찰하고 기억하느냐의 문제라고 할 수 있다.

서른에 첫아기를 낳은 새롬 엄마도 처음부터 베이비사인을 잘 해석한 것은 아니었다. 하지만 둘째 아롬이를 낳을 때 그녀는 말 그대로 아기 코딱지만 봐도 아기 몸 상태를 파악할 줄 아는 '베이비사인 척척 박사'가 되어 있었다.

"원장님, 일단 젖부터 먹이고 나서 유방 마사지 해야겠어요. 애가 지금 젖 달라는데요?"

"새롬 엄마, 그걸 어떻게 알았어요?"

"새롬이 때는 몰랐는데, 아롬이 수유하면서 이제 알겠더라고요. 우리 애들은 배고프면 고개를 옆으로 막 흔들면서 쩝쩝 빠는 흉내를 내거든요."

아무리 둘째 때 알았다 하더라도 아기가 울기 전에 엄마가 그 사인을 알아챘다는 것은 정말 칭찬할 만한 일이다. 그만큼 아기와 엄마의 의사소통이 잘되고 있다는 뜻이기 때문이다.

사실 새롬이와 아롬이처럼 대부분의 아기들은 배가 고플 때 고개를 좌우로 흔들면서 쩝쩝 빠는 흉내를 낸다. 이는 아기가 배고픔을 표현하는 가장 긍정적인 신호라고 할 수 있다. 하지만 많은 엄마가 이와 같은 상식을 알고는 있어도 이론으로만 알 뿐 실제로 아기를 키울 때 베이비사인으로 연결하지는 못하는 경우가 많다.

이처럼 누구나 알고 있는 상식이지만 이것을 베이비사인으로 제대로 해석할 수 있었던 것은 새롬 엄마가 아롬이를 꾸준히 관찰하고 그 경험을 데이터화했기에 가능한 일이었다. 아롬이에게 3시간마다 수유를 하면서 수유 전후로 아기가 하는 행동을 살폈고, 신기하게도 아기가 동일한 행동 양상을 보이자 이것을 데이터화해 베이비사인으로 해석한 것이다. 단순히 아기가 하는 어떤 행동 하나만 가지고는 베이비사인을 읽어 낼 수 없는 이유가 바로 여기에 있다.

아기가 우는 것은 나쁜 일이 아니다. 말 못 하는 아기에게 울음이라는 의사소통 기구는 없어서는 안 되는 유일무이한 것이기 때문이다. 하지만 아기가 울기 전에 엄마가 아기의 마음을 알아챈다면 엄마와 아기는 울음보다 한 단계 발전된 의사소통을 할 수 있고, 보다 깊은 유대감을 가질 수 있게 될 것이다.

27

엄마 젖꼭지를 물고 잡아당길 때

엄마, 젖이 안 나와요

초등학교 교사인 스물일곱의 효림 엄마는 아이들을 무척이나 좋아해 결혼도 일찍 하고 아기도 빨리 가진 젊은 엄마였다. 육아 휴직이 끝나고 학교로 복귀한 효림 엄마는 육아와 교사 생활을 모두 감당하느라 벅찰 만도 한데 늘 씩씩하게 웃으며 클리닉을 찾곤 했다. 그런 그녀에게 전화가 온 것은 두어 달이 지난 어느 날이었다.

"원장님, 우리 효림이가 요즘 장난이 부쩍 심해진 것 같아요. 먹으라는 젖은 안 먹고 젖꼭지만 막 잡아당기는 거 있죠? 애가 왜 이러는 거예요?"

나는 '장난'이라는 말에 씽긋 웃음이 났다. 그리고 효림 엄마에게 다시 물었다.

"효림이가 젖 먹을 때 찡찡거리면서 보채지는 않아요? 팔다리를 버둥버둥하지는 않고요?"

"어머, 원장님! 그걸 어떻게 아셨어요?"

"요새 수유 시간은 어때요? 3시간에 한 번씩 먹고 있어요?"

"아니요. 요즘은 수유 시간이 더 짧아졌어요. 1시간마다 자꾸 젖 달라고 보채요. 사실 힘들어 죽겠어요, 원장님. 어디에다가 말도 못 하겠어요. 엄마가 아기 젖 주는 거 힘들어한다는 소리 들을까 봐서요……."

육아의 피곤함과 아기에 대한 미안함에 말끝을 흐리는 효림 엄마의 목소리를 들으니 그 고단함이 눈에 선해 마음이 좋지 않았다. 그리고 무엇보다 그녀의 가슴 상태가 걱정되었다.

"효림 엄마, 사실 지금 가슴이 좀 무겁지 않아요? 팽팽하거나?"

"어머, 원장님은 정말 모르는 게 없으시네요. 사실 요즘 가슴이 좀 무겁고 불편해서 클리닉에 한번 가야지 했는데, 시간도 없고 해서 그냥 참고 있었거든요. 효림이 낳고 이것저것 들어가는 비용도 만만치가 않아서……."

"효림 엄마 심정은 잘 알아요. 하지만 중요한 걸 놓치고 있어요. 지금 효림이가 엄마 젖을 물고 잡아당기는 건 장난을 치는 게 아니라 밥 좀 달라고 항의하는 거 같은데요. 아마도 유관이 막혀서 젖이 잘 안 나온다고 엄마한테 적극적으로 베이비사인을 보내는 것 같아요."

전화를 끊고 나서 효림 엄마는 클리닉을 찾아왔다. 가슴 상태를 살펴보니 내 예상대로 유관이 막혀 있었다. 엄마에게 젖이 잘 나오지 않는다고 베이비사인을 보낸 것을 효림 엄마는 아기가 장난치는 것으로 잘못 해석하고 있었던 것이다. 사실 이런 사례는 종종 있다. 하지만 아기가 엄마 젖꼭지를 입에 물고 잡아당기며 보채거나 심지어 팔다리까지 버둥거린다면 이것은 단순히 장난을 치는 게 아니라는 것을 엄마는 알아들어야 한다. 아무리 힘을 써도 젖이 조금밖에 나오지 않으니 아기는 엄마에게 젖 좀 달라고 강력하게 표시하고 있는 것이기 때문이다.

이처럼 모유 수유 중 유관이 막혀 모유가 잘 나오지 않을 때가 종종 있는데, 모유 수유에 성공해 문제없이 수유를 하고 있는 엄마라 할지라도 방심해서는 안 된다. 언제든지 자연적으로 유관이 막힐 수 있기 때문이다. 따라서 엄마는 평소에 자신의 유방 관리에 관심을 두고 청결 관리 및 유방 마사지를 해줄 필요가 있다.

효림 엄마의 경우처럼 수유 시간에 아기가 엄마 젖을 문 채로 잡아당기며 장난을 치거나 평소보다 수유 텀이 빨라진다면 엄마는 자신의 유두 상태를 점검해 보기 바란다. 유관이 막혀 젖양이 줄거나 유두에 찌꺼기가 끼어 젖이 원활하게 나오지 않는 것은 아닌지 확인하고, 집에서 유두 셀프 관리를 하거나 심한 경우 전문 클리닉을 찾아 유방 관리를 받는 것이 좋다.

아기에게 좋은 젖을 주는 것만큼이나 중요한 것은 아기가 그 젖을 원활히 잘 먹고 있는지 늘 확인하고 도와주는 일이다.

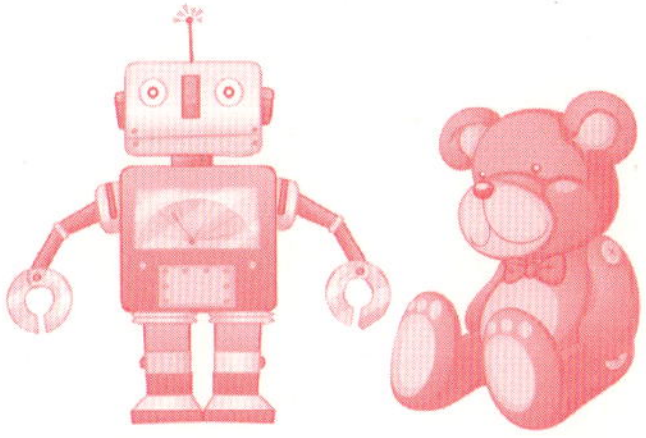

28

딸꾹질을 할 때

엄마, 나 젖을 너무 허겁지겁 먹었나 봐요

믿음 엄마가 클리닉 문을 열고 들어서자 믿음이의 울음소리가 클리닉 안에 쩌렁쩌렁 울리기 시작했다.

"원장님, 우리 믿음이 젖 좀 주고요. 여기 도착해서 줄 생각으로 굶겨서 왔는데, 1시간 넘게 길이 밀린 거 있죠. 어쩌면 좋아……."

믿음 엄마는 재킷도 벗지 못한 채 서둘러 수유를 시작했다. 아기도 배고팠는지 엄마 가슴에 코를 박고 정신없이 젖을 빨았다.

"믿음 엄마, 아기가 너무 배고플 때는 오히려 젖을 천천히 먹여 봐요."

"아유, 원장님. 애가 배고파서 빽빽 우는데 어떻게 천천히 줘요."

하지만 말이 끝나기가 무섭게 믿음이가 갑자기 '딸꾹! 딸꾹!' 딸꾹질을 시작하는 것이 아닌가.

"얘가 젖 먹다 말고 갑자기 왜 이래?"

"그러게 천천히 먹이라니까. 굶기는 것보다 더 안 좋은 게 급하게 먹이는 거예요, 믿음 엄마."

아기가 딸꾹질을 하는 원인에는 여러 가지가 있다. 우선 수유와 연관해서 생각해 볼 수 있는데, 어른도 무언가를 급히 먹으면 사레가 들리듯 아기도 젖을 너무 허겁지겁 먹거나 급하게 많은 양을 먹으면 딸꾹질을 하게 된다. 특히 믿음이의 경우처럼 배가 고픈 상태에서 모유 수유를 하게 되면 아기가 허겁지겁 정신없이 젖을 빠는 동안 수유 중에 공기를 많이 먹게 되면서 딸꾹질을 할 수도 있다. 아기는 젖을 먹을 때 그 양과 속도를 스스로 조절하지 못하기 때문에 특히 아기가 배고플 때는 천천히 젖을 빨 수 있도록 반드시 엄마가 도와주어야만 한다221페이지 참고. 아기가 수유 속도를 조절하지 못해 딸꾹질을 하게 될 경우 수유를 중단하고 아기에게 충분히 트림을 시켜 주는 것이 좋다.

엄마, 나 트림시켜 주세요

알맞은 속도로 수유를 잘 마쳤다 하더라도 아기가 딸꾹질을 하는 경우가 있다. 이럴 때는 혹시 아기가 트림할 시기를 놓친 것은 아닌지 확인해 봐야 한다. 수유 후에 엄마가 트림을 제대로 시켜 주지 않았거나 트림할 시기를 놓치게 되면 아기 호흡이 횡격막 운동으로 넘어가 횡격막이 수축되면서 딸꾹질을 하게 될 수 있기 때문이다. 횡격막이란 가슴과 배를 가르는 근육막으로, 이 횡격막 바로 아래에 위장이 있어 횡격막에 경련이 있거나 비정상적인 움직임을 보인다면 아기의 소화에도 문제가 생길 수 있다.

만약 아기가 수유 후에 딸꾹질을 한다면 먹은 젖이 잘 소화되지 않아서일 확률이 높다. 이때는 아기를 안고 등을 두드려 주면서 충분한 시간을 들여 트림을 시켜 주도록 한다. 만약 엄마가 트림을 유도했는데도 아기가 트림을 하지 않고 딸꾹질도 멈추지 않는다면 다시 아기를 누여 배 마사지를 해주면서 안정을 취하도록 해준다. 30분 후에도 아기가 딸꾹질을 멈추지 않는다면 다시 안아서 트림을 유도해 주도록 한다.

엄마, 찬바람이 싫어요

아기는 종종 목욕을 하고 나온 직후에 딸꾹질을 하기도 한다. 이것은 온도 차로 인한 것으로, 목욕하고 나왔을 때 방 안의 온도가 너무 낮거나 아기가 찬바람을 맞으면 딸꾹질을 하게 된다. 이럴 때는 마른 수건으로 아기 몸의 수분만 재빨리 흡수시킨 다음 준비한 옷을 입히고 헤어드라이어 등으로 아기 머리를 따뜻하게 말려 주는 것이 좋다.

하지만 무엇보다 필요한 것은 아기가 목욕하고 나와서도 온도 차를 느끼지 않도록 목욕 전에 모든 것을 세팅해 놓는 엄마의 준비성이다. 방 안에 찬바람이 들지 않도록 창문과 방문을 단속하고 방 안 온도도 적절하게 조절해 놓아야 하며 마른 수건이나 아기 옷 등도 바로 입을 수 있도록 꺼내 놓도록 한다.

엄마, 나 지금 불안해요

아기는 가끔 아무 이유 없이 딸꾹질을 할 때도 있다. 그럴 때는 혹시 아기가 심리적으로 불안해할 만한 일이나 스트레스를 받을 만한 요소가 없는지 확인하고, 마땅한 이유를 찾지 못할 때는 아기에게 젖을 물려 보는 것도 하나의 방법이 된다. 젖을 빠는 행위를 함으로써 아기가 심리적으로 안정을 찾을 수 있을 뿐만 아니라 모유를 먹는 동안 아기 목의 움직임을 통해 호흡을 가다듬을 수 있기 때문이다. 보통 딸꾹질을 멈추고자 할 때 어른들은 물을 마시지만 아기는 아직 신장 기능이 발달하지 못했기 때문에 이럴 때 물보다는 모유를 먹이는 것이 좋다.

아기가 딸꾹질을 심하게 할 때는 아기의 머리에 털모자를 씌워 주거나, 수건을 머리에 씌우고 턱에 살짝 매듭지어 머리를 덮어 주는 등 대천문앞숫구멍, anterior fontanelle을 따뜻하게 해주는 것도 효과가 있다222페이지 참고.

NOTE

:: 아기가 배고플 때 **천천히 수유하는 법**

아기가 배고픈 상태일수록 엄마는 아기가 젖을 먹는 양과 속도를 조절해 주어야 한다. 아기가 천천히 젖을 먹도록 수유 속도를 조절하는 요령을 알아보자.

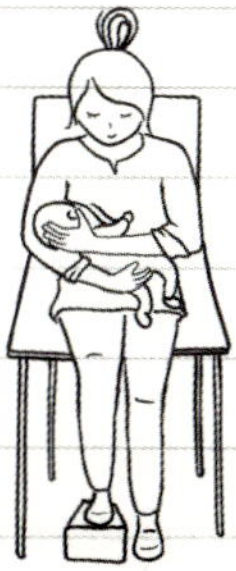

❶ 아기를 안고 의자에 앉아 한쪽 발 아래 적당한 높이의 물건을 괴어 한쪽 무릎을 높인다.

❷ 엄마는 아기를 안은 팔을 쭉 뻗어 아기의 척추 라인을 지탱해 주고 아기 머리가 엄마의 팔오금 위로 올라가게 한 후 그 손으로 아기 엉덩이를 받친다.

❸ 다른 손으로는 아기 목을 잡아 아기가 엄마 젖을 편안하게 물 수 있도록 도와준다.

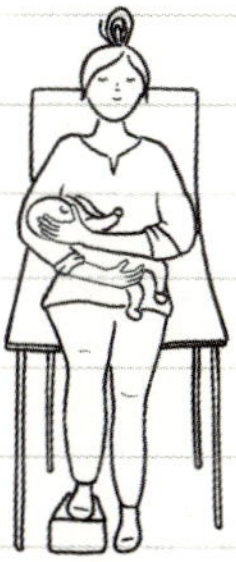

❹ 아기의 수유 자세가 안정되면 엄마는 자신의 엉덩이를 앞으로 쭉 빼서 상체가 뒤로 젖혀지게 한다. 이런 자세로 수유를 하면 젖이 덜 쏟아져서 아기가 젖을 허겁지겁 먹지 않게 된다.

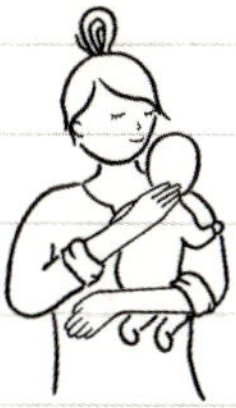

❺ 수유가 끝난 후에는 반드시 트림을 시켜 준다.

NOTE

:: 아기 딸꾹질 멈추는 요령

아기가 이유 없이 딸꾹질을 할 때는 다음의 행동들로 딸꾹질 멈추는 효과를 볼 수 있다.

1. 젖을 빠는 행위로 진정시키기

젖을 먹음으로써 딸꾹질을 멈추게 한다는 의미보다는 젖을 빠는 행위로써 아기가 안정감을 느끼면서 진정되는 효과를 볼 수 있다.

2. 털모자 씌워 주기

부드러운 털실로 짠 신생아용 털모자를 씌워 주는 것도 딸꾹질을 멈추는 데 도움이 된다.

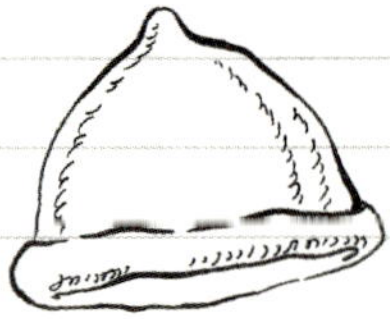

3. 성냥팔이 소녀처럼 수건으로 머리 덮어 주기

면으로 된 수건을 대각선으로 한 번 접어 삼각형 모양을 만든 다음 아기 머리에 씌우고 턱에 살짝 묶어 대천문을 덮어 주면 귀여운 성냥팔이 소녀가 된다. 아기가 갑자기 딸꾹질을 할 때 이렇게 대천문을 따뜻하게 해주면 딸꾹질을 멈추는 데 효과가 있다.

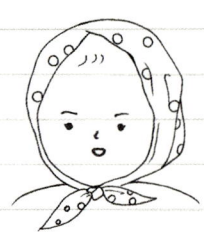

29

애벌레처럼 웅크릴 때

엄마, 나 좀 꽉 안아 주세요

함몰 유두로 몇 달 전 산전 교육을 받고 간 혜경 엄마가 출산 2주일째에 아기를 안고 찾아왔다. 산후조리원에서도 모자 동실을 하며 모유 수유를 성공적으로 해왔다는 혜경 엄마는 어쩐 일인지 낯빛이 좋지 않았다.

"무슨 일 있어요? 아기는 생글생글 잘만 웃는데, 엄마 얼굴이 왜 그래요?"

"원장님, 밤중 수유가 원래 이렇게 힘든 거 맞죠?"

"그렇긴 하지만, 얼마나 힘들기에 그래요? 자세히 좀 말해 봐요."

"밤에 수유할 때면 아기가 자꾸 움찔움찔하면서 몸을 웅크려요. 꼭 애벌레처럼요. 안 그래도 피곤한데 아기가 시원하게 젖도 못 빠니까 정말 속상해요. 아직도 젖 물기가 힘든가 봐요, 원장님."

하지만 유방 마사지를 하면서 보니 혜경 엄마의 유두는 젖 물기에 아무런 이상이 없었다.

"혹시 엄마, 졸면서 수유해요?"

"아, 네. 사실 제가 요새 너무 피곤해서…… 아기 젖 물리고 좀 졸고 그랬어요. 그런데 그게 왜요?"

"왜긴요. 엄마가 꾸벅꾸벅 졸면 엄마 품에 있는 아기가 편할까요, 불편할까요?"

혜경이의 경우처럼 아기가 몸을 애벌레처럼 웅크리거나 움찔움찔 움직인다면 "엄마, 나 떨어질 것 같아 불안해요. 나 좀 꽉 안아 주세요"라는 베이비사인을 보내고 있는 것일 확률이 높다. 특히 밤중 수유 때 아기가 이런 자세를 취한다면 엄마가 졸고 있거나 너무 피곤한 나머지 아기를 안는 자세가 흐트러진 건 아닌지 확인해 볼 필요가 있다.

물론 밤중 수유는 엄마들이 가장 힘들어하는 육아 중 하나일 것이다. 엄마라면 누구나 혜경 엄마처럼 밤중 수유 때 꾸벅꾸벅 졸아 본 경험이 한 번쯤은 있을 테니 말이다. 하지만 이처럼 아기가 무언가 불편하거나 불안하다는 베이비사인을 보낸다면 엄마는 지금 자신의 수유 자세가 올바른지, 아기 목과 척추 라인을 안정감 있게 잡아 주고 있는지를 확인해 봐야 한다. 아기 목을 확실하게 잘 잡지 않고 건들건들하게 살짝 잡았거나 엄마 팔로 아기 척추를 잘 지탱해 주지 못한다면 아기는 불편함과 불안함을 호소할 수밖에 없다. 수유 중에 아기가 애벌레처럼 웅크리는 반응을 보인다면 엄마는 수유를 잠시 멈추고 아기가 편안한 자세가 될 수 있도록 바르게 잡아 준 후에 다시 수유를 시도하는 것이 좋다.

엄마, 반사 작용이니까 놀라지 마세요

물론 수유 중이 아닐 때나 엄마가 안고 있지 않을 때도 가끔 아기가 애벌레처럼 몸을 웅크리는 경우가 있다. 이것은 아기의 신경이 건드려지거나 근육이 스스로 움직여 반사 작용이 일어난 것이므로 놀라거나 당황할 필요는 없다.

이때 엄마는 아기 스스로 편안한 자세가 될 때까지 가만히 지켜

봐 주는 것이 좋다. 만약 이때 엄마가 억지로 아기의 몸을 펴주려고 한다면 아기의 신경과 근육에 무리가 가서 오히려 아기 몸이 다칠 수도 있으니 주의해야 한다.

아기가 반사 작용으로 움찔거리거나 몸에 힘을 줄 때 엄마는 아기 옆에 있어 주며 아기가 심리적으로 안정감을 찾도록 도와주는 것이 중요하다. 아기가 스스로 안정을 찾으면 그때 자세를 바로잡아 준 다음 아기 몸을 살살 주물러서 놀랐던 근육들을 풀어 주는 것이 좋다.

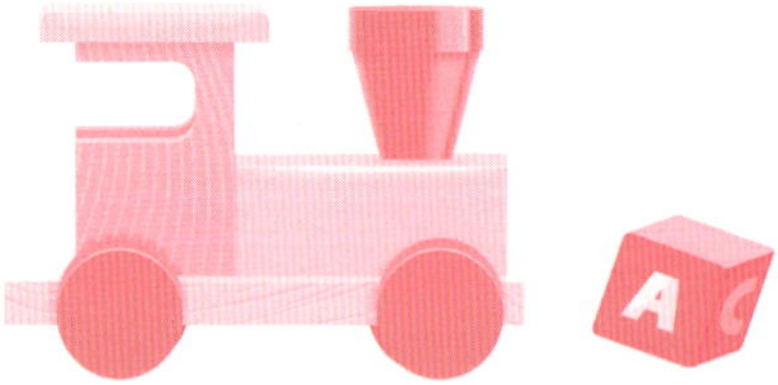

30

자전거 타듯이 다리를 버둥거릴 때

엄마, 기저귀 좀 갈아 주세요

2주 전쯤 유방 관리를 받고 간 미진 엄마에게서 문자가 하나 왔다. 궁금한 것이 있을 때마다 안부 메시지와 함께 질문을 보내오는 미진 엄마이기에 나는 차 한 잔을 타 들고 앉아 문자를 확인했다. 그런데 웬일인지 이번 문자는 안부 메시지도, 늘 함께 덧붙이던 좋은 글귀도 없이 곧바로 하소연부터 시작되었다.

‘원장님, 저 좀 도와주세요. 우리 미진이가 재우려고 누이면 자꾸 발버둥을 쳐요. 안아서 달랜 다음 다시 누이면 또 버둥버둥 사방으로 휘젓고요. 도대체 왜 이러는 걸까요?’

나는 마시려던 차를 가만히 내려놓고 답장을 보냈다.

‘아기가 이유 없이 하늘자전거를 타면 우선 기저귀를 확인해 보세요. 그런 다음 잠자리가 불편하지 않은지 살펴보세요.’

그날 밤 미진 엄마에게서 답장이 왔다.

‘원장님! 2번이었어요, 2번!’

아기들이 대변이나 소변을 누었을 때 보이는 반응은 제각기 다르다. 어떤 아기들은 소변을 보았을 때는 가만히 있다가 대변을 보기만 하면 칭얼거리고, 반대로 대변을 보고 나서는 몇 시간이고 가만히 있으면서 소변을 보았을 때는 자지러지듯 우는 아기도 있다. 즉 대변이나 소변을 보았다고 해서 무조건 우는 것이 아니라 그 대신 자신만의 베이비사인으로 “엄마, 나 기저귀 젖었어요” 하고 의사 표현을 한다는 얘기다.

아기들이 자전거 타듯이 다리를 버둥거릴 때는 대변을 보았다는 표시일 확률이 크다. 엉덩이 밑에 물컹한 것이 놓이거나 축축한 느낌이 드니 불편한 것이다. 아기가 하늘자전거를 타듯이 발버둥을 치거나 다리를 움직이면 먼저 기저귀를 확인해 보는 것이 좋다.

엄마, 잠자리가 너무 불편해요

기저귀에 이상이 없는데도 아기가 계속해서 발버둥을 친다면, 혹시 아기가 누워 있는 자리가 불편한 것은 아닌지 살펴보는 것이 좋다. 미진이의 경우가 여기에 속했는데, 우선 아기의 베이비사인을 못 읽겠다고 걱정하며 문자를 보낸 미진 엄마의 그 마음과 자세에 칭찬을 해주고 싶다. 발버둥을 치며 보채는 아기를 무턱대고 재우려 하지 않고 그 행동 원인을 찾아내려는 마음을 가졌기에 미진 엄마는 아기의 베이비사인도 금세 읽어 낼 수 있었던 것이다.

아기는 누운 자세가 불편하거나 잠자리가 편안하지 않으면 발을 버둥거리며 몸부림을 치게 된다. 이럴 경우 아기를 바닥에서 재우지 말고 어느 정도 엄마 품에서 안아서 재우는 것이 가장 좋다178페이지 참고. 그렇게 해서 아기가 잠이 들면 이불 위에 아기 엉덩이부터 닿게 살짝 내려놓는데, 이때 아기를 눕힐 때는 하늘을 향하게 바로 눕혀 재우거나 옆으로 눕혀 재우는 두 가지 방법이 있다179페이지 참고.

아기에게 있어 잠자리 환경은 매우 중요하다. 아기에게 최적의 잠자리를 만들어 주기 위해서 온도는 22도, 습도는 50% 정도로 맞추어 주는 것이 가장 좋다. 또한 아기의 잠자리 주위에 이불을 너무 많이 두는 것도 좋지 않은데, 이럴 경우 아기의 체온이 필요 이상으로 올라가 위험할 수도 있다. 또 땀이 제대로 통풍되지 못해 쾌적한 잠자리가 되지 못하는 것은 물론이고 아기의 숙면에도 좋은 영향을 주지 못한다.

그리고 지나치게 폭신한 이불도 아기에게 좋지 않다. 아기가 자면서 몸부림을 치는 과정에서 얼굴이 이불에 묻힐 경우가 있는데 이때 너무 폭신한 이불에 얼굴이 닿게 되면 숨 쉬기가 곤란해질 수도 있기 때문이다. 따라서 아기들에게는 어느 정도 빳빳한 감이 있는 이불을 사용하는 것이 좋다.

아기가 똑같은 베이비사인을 보낸다 할지라도 때에 따라, 장소에 따라, 또 아기의 컨디션에 따라 원하는 것이 제각기 다를 수 있다. 하지만 아기들이 똑같이 하늘자전거를 타며 발을 굴러도 엄마는 알 수 있다. 우리 아기가 구르는 하늘자전거가 어디로 가고 싶은지 말이다.

NOTE

:: 기저귀 갈 때 알아 두세요!

이럴 때 기저귀 확인하기

- 특별한 이유 없이 울 때
- 잠에서 막 깨어났을 때
- 잘 놀던 아기가 갑자기 힘을 주는 표정을 하거나 미간을 찌푸릴 때

기저귀 갈 때 준비물

❶ **기저귀** 신생아는 생후 1개월 동안 최소 300장의 기저귀를 사용한다. 하루 12장의 기저귀를 한 바구니에 담아 준비해 두면 편리하다.

❷ **물티슈 또는 물수건** 대소변이 묻은 아기 엉덩이를 닦아 주기 위해 물티슈나 따뜻한 물수건을 준비해 둔다.

❸ **휴지통** 사용한 기저귀나 물티슈를 버릴 작은 휴지통을 준비해 둔다. 대변이 묻은 기저귀는 비닐봉지에 넣어 봉해서 버려야 냄새를 줄일 수 있다.

❹ **아기 여벌 옷** 대소변이 기저귀에서 새어나와 옷에 묻었을 때 갈아입을 여벌을 항상 준비해 둔다.

❺ **모빌** 기저귀를 가는 동안 아기가 지루함을 느끼지 않도록 모빌 등의 장난감을 매달아 두면 좋다.

31

아기 흰자위가 노래졌을 때

엄마, 나 신생아 황달이 왔어요

유방 관리를 받기로 한 인하 엄마가 예약 시간이 한참이 지나도록 오지 않아 무슨 일인가 싶어 전화를 걸었다. 그런데 인하 엄마의 목소리는 불안한 듯 심하게 떨리고 있었다.

"무슨 일 있어요, 인하 엄마?"

"원장님, 우리 인하가 이상해요."

"무슨 일인데 그래요? 어디가 안 좋은데요?"

"우리 인하 눈이 갑자기 노랗게 변했어요. 어쩌면 좋죠?"

"아, 신생아 황달인가 보네. 걱정할 것 없어요. 아기들 흔히 생기는 거니까."

아기라면 누구나 생후 2일째부터 황달이 올 수 있다. 신생아 황달 생리적 황달은 여러 가지 원인에 의해 간의 빌리루빈 수치가 일시적으로 높아져 생기는 증상으로, 피부가 노랗게 변하고 눈 흰자위까지 노래지기도 한다. 하지만 크게 놀랄 것은 없다. 갑작스럽게 높아진 빌리루빈 수치는 대부분 아기의 대변으로 배출되는데, 이것이 해소되면 아기의 황달 증상도 자연히 좋아진다. 그래서 대부분 산후조리원에서는 아기의 대변량을 늘리기 위해 아기들에게 분유를 먹일 것을 권하는데, 이때 엄마들은 불안감과 초조함을 이기지 못해 조리원에서 시키는 대로 하게 된다. 하지만 그렇게 되면 당장은 아기의 황달 증세가 신속히 나아질 수 있겠지만 이로 인해 모유 수유를 실패하게 될 확률도 높아질 수 있음을 엄마는 기억해야 할 것이다.

따라서 아기에게 신생아 황달 증상이 보이면 엄마는 당황하지 말고 모유 수유량을 늘리는 방법으로 아기의 배변량을 늘리는 것이 좋다. 물론 분유가 효과도 빠르고 원하는 만큼 양을 늘릴 수 있어 당장의 증세 호전에는 도움이 되겠지만 엄마의 몸에서 나오는 모유로 아기의 몸을 다스리는 것보다 더 좋은 것은 없기 때문이다. 또한 신생아 황달은 엄마의 초유를 빨리 먹은 아기일수록 빨리 없어진다는 통계도 있어 분유보다는 모유로 대변량을 늘릴 것을 권하고 싶다.

하지만 황달 증세가 7일이 지나도 호전이 없다면 엄마는 반드시 아기를 데리고 병원에 가야 한다. 보통 생후 15일을 전후해 모유성 황달이 올 수 있는데 이 모유성 황달은 병원에서 내리는 적절한 조치를 따라야 하기 때문이다.

신생아 황달은 아기가 자라면서 겪는 하나의 과정일 뿐 병이 아니다. 초보 엄마를 깜짝 놀라게 할 만한 베이비사인이긴 하지만 신생아 황달은 자연스럽게 왔다가 자연스럽게 지나갈 수 있는 것이다. 다만 중요한 것은 엄마가 당황하지 말고 최대한 모유의 힘으로 신생아 황달을 다스리려 노력해야 한다는 것이다. 엄마의 모유만큼 아기 몸에 좋은 것은 없기 때문이다.

32

눈 주위가 벌게지고 눈이 작아질 때

엄마, 나 아파요

하루는 한 달 전 출산한 쌍둥이 다미, 다인 엄마가 친정엄마와 함께 두 아기를 데리고 클리닉을 찾아왔다. 첫째 다미가 젖을 통 못 먹는다며 걱정이 이만저만이 아니었다. 요 며칠 엄마 컨디션이 좋지 않았던 터라 혹시 모유에 이상이 있는 건 아닐까 싶은 마음에 클리닉을 찾은 것이었다.

“원장님, 잠깐 모유를 끊고 애들한테 분유를 먹일까요?”

“모유에 문제가 있다면 쌍둥이 둘 다 그래야지, 둘째는 괜찮다면서요.”

“아, 그러네요. 그럼 우리 다미가 왜 이러는 걸까요, 원장님?”

“젖만 못 먹고 다른 건 괜찮아요? 자세히 좀 말해 보세요.”

“아기 눈 주위가 전체적으로 벌겋고 뭐랄까, 눈도 작아진 것 같다고 해야 하나? 하여튼 기운이 하나도 없어요.”

나는 짐작 가는 것이 있어서 또 다른 증상은 없는지 물어보았다.

“소변도 잘 못 누는 것 같아요. 젖을 못 먹으니까 당연히 그렇겠지만요. 아무래도 분유 먹여야겠죠?”

“다미 엄마, 지금 분유로 해결될 문제가 아니에요. 일단 체온부터 체크해 봅시다.”

아니나 다를까 다미는 미열이 있었다. 나는 지금 당장 다미를 데리고 병원부터 가볼 것을 권했고, 다미 엄마는 그길로 아기와 함께 병원으로 갔다.

초보 엄마들은 아기가 어느 정도 열이 있고 울고불고 보채야만 ‘혹시 아기가 아픈 건 아닐까’ 하고 뒤늦게 알아채곤 한다. 하지만 “엄마, 나 아파요” 하는 표시를 울음으로 알리는 아기가 있는가 하면, 눈을 잘 못 뜨면서 기운 없이 축 처지는 것으로 자신의 몸 상태를 알리는 아기도 있다.

다미의 경우가 바로 그랬다. 아기가 기운 없이 축 처지면서 눈을 잘 뜨지 못해 마치 눈이 작아지는 것처럼 보이는 베이비사인을 보낼 때는 단순히 졸려서일 수도 있지만 아기의 몸 상태가 좋지 않아서일 수도 있다. 엄마가 이것을 구분해 내기 위해서는 아기의 수유 시간과 수면 시간을 늘 기억하고 체크해 두는 습관을 들이는 것이 중요하다. 만약 수유 시간과 수면 시간에 상관없이 아기의 눈이 작아진다면 그것은 아기의 몸 상태가 좋지 않다는 뜻이기에 엄마는 적절한 조치를 취해야만 한다.

이 밖에도 아기가 몸이 좋지 않을 때 보내는 베이비사인을 살펴보면 다음과 같다.

첫째, 평소보다 적게 먹거나 잘 먹지 않는다. 분유를 먹는 아기든 모유를 먹는 아기든 마찬가지인데, 수유 시간에 징징거리고 보채면서 아기가 먹는 것을 괴로워한다면 제일 먼저 아기의 몸 상태를 의심해 보는 것이 좋다.

둘째, 아기 몸이 뜨겁고 미열이 난다. 집에 체온계를 항상 준비해 두어 아기의 컨디션이 좋지 않다 싶으면 바로 체온계로 열을 체크해 보는 것이 좋다.

셋째, 아기의 소변량이 눈에 띄게 줄어든다. 어른도 감기에 걸리거나 컨디션이 좋지 않을 때면 소변을 잘 보지 않는 것과 같은 이치다. 몸의 신진대사가 원활하지 않고 소화가 잘 되지 않으면 밖으로 배출되는 소변량도 그만큼 줄어들 수밖에 없기 때문이다. 하지만 이런 현상이 2~3일 이상 지속되면 반드시 병원을 찾아 진료를 받는 것이 좋다.

마지막으로 아기의 울음소리가 달라진다. 아기의 몸 상태가 좋지 않을 때는 평소 울음소리보다 힘이 없거나 시름시름 앓다시피 우는 경향이 있기에 엄마는 아기의 울음소리를 흘려듣지 말고 아기의 작은 변화에도 귀를 기울일 줄 알아야 할 것이다.

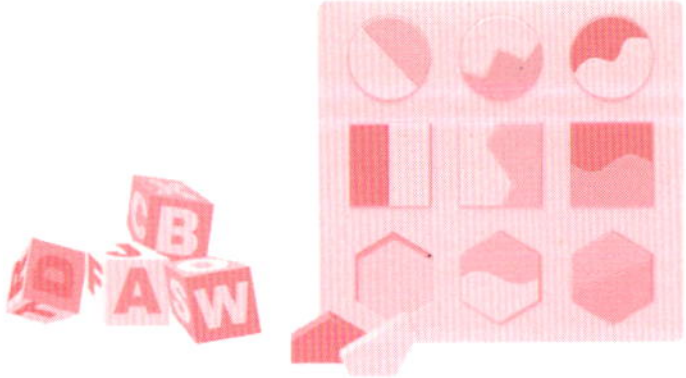

33

잘 때
숨을 안 쉬는 것만 같을 때

엄마, 나 잘 자고 있어요

가끔 엄마들과 이야기하다 보면 초보 엄마들의 실수 때문에 깔깔깔 배를 잡고 웃게 될 때가 있다. 당시 상황을 생각하면 엄마 입장에서는 얼마나 피가 말랐을까 싶으면서도, 내 입장에서 보면 초보 엄마들의 귀여운 실수에 웃음이 나오고 만다. 지율 엄마의 경우도 바로 그랬다. 대학 졸업하자마자 결혼해서 곧바로 아기를 가진, 요즘 보기 드문 앳된 엄마인 지율 엄마는 우리 클리닉에서 산전 교육을 받고 자연분만으로 아기를 낳아 모유 수유도 거뜬히 해내고 있었다.

"원장님, 저 어제 한밤중에 마라톤 했잖아요."

유방 관리를 받기 위해 클리닉을 찾아온 지율 엄마의 말에 나는 무슨 소린가 싶어 물었다.

"몸 푼 지 얼마나 됐다고 마라톤을 해요?"

"그게 아니고요, 밤에 우리 지율이 안고 응급실까지 뛰어갔다 왔거든요. 하필 지율 아빠 출장 가고 저 혼자 있는 밤에요, 히히히!"

"무슨 일 있었어요? 지율이가 어디가 아팠던 거예요?"

"우리 지율이가 모유 잘 먹고 깊이 잠든 걸 모르고요, 숨을 안 쉬는 것 같기에 수면 무호흡으로 있는 줄 알고…… 놀라서 지율이 안고 뛰었거든요, 하하하!"

"그러게 내가 예전에 얘기해 줬잖아요, 지율 엄마. 모유 잘 먹고 잘 자는 아기들은 누가 업어 가도 모른다고."

아무리 똑똑한 엄마여도 아기 앞에서는 한없이 약해지고 쉽사리 평정심을 잃게 되기 마련이다. 그게 엄마다. 하지만 아기의 평상시 습관을 잘 기억해 둔다면 지율 엄마와 같은 웃지 못할 해프닝은 생기지 않을 수 있다. 그러기 위해서는 우선 평소에 아기의 자는 모습을 잘 관찰하여 내 아기만의 수면 습관을 알아 두는 것이 무엇보다 중요하다. 엄마의 젖을 충분히 먹고 깊은 잠에 빠진 아기의 얼굴은 말 그대로 평온함 그 자체다. 숨소리조차 들리지 않을 만큼 고요하고 움직임이 없다. 그 모습을 엄마가 잘 기억해 둔다면 곤히 잠든 아기를 깨워서 응급실에 데려가는 일은 생기지 않을 것이다.

엄마, 나 숨을 못 쉬겠어요

그런데 간혹 아기들이 자면서 정말로 숨을 쉬지 않을 때도 있다. 그럴 때면 대부분의 엄마는 지율 엄마처럼 우리 아기가 무슨 이상이 있는 것은 아닌가 하고 놀랄 수밖에 없다. 하지만 만약 정말로 숨을 쉬지 않거나 수면 무호흡증으로 이상이 생겼다면 아기가 결코 가만히 있을 리 없다. 그 전에 분명히 어떤 식으로든 전조 증상을 보이게 되는데, 온몸을 버둥거리거나 팔다리를 움직이는 등 괴로움을 호소하는 베이비사인을 보낼 것이다.

하지만 여기에서 알아둘 것은 보통 생후 2개월까지 아기들의 호흡은 아직 규칙적이지 않다는 사실이다. 아기들은 자는 동안 간혹 몇 초 동안 숨을 멈추는 경우도 있는데, 약 10~15초 동안 숨을 멈췄다가 '후~' 하는 소리와 함께 숨을 내쉬기도 한다. 이런 증상은 아기들이 성장하면서 자연스럽게 없어진다.

그러나 만약 아기가 20초 이상 호흡이 없으면 119에 신고를 하거나 응급실로 데리고 가야만 한다. 이는 ALTEApparent Life-Threatening Event라 불리는 위험한 상태의 무호흡증일 수 있기 때문이다. 만약 아기가 20초 이상 호흡이 없는 것 같으면 엄마는 아기의 발가락이나 발등을 손가락으로 튕겨 자극을 줘보고 그것도 효과가 없을 때에는 세게 꼬집어 보도록 한다. 그런데도 여전히 반응이 없다면 즉시 구강 대 비강법mouth to nose breathing을 실시하도록 한다. 이때 주의해야 할 점은 아기를 절대 흔들어서는 안 된다는 것이다. 만약 아기를 흔들게 되면 아기 뇌에 손상을 입거나 심하면 사망에 이를 수도 있다. 하지만 평소에 내 아기의 수면 습관을 잘 알고 있다면 이런 위급 사항이 일어났을 때도 빠르게 판단하고 대처할 수 있으니 크게 걱정할 것은 없다. 그 어떤 경우에도 내 아기만의 특징을 잘 알고 아기가 보내는 베이비사인을 누구보다 먼저 알아듣는 것이 유일한 답일 것이다.

NOTE

:: 구강 대 비강법

구강 대 비강법은 입을 굳게 다물고 있어 입이 잘 열리지 않는 경우나, 구강 주변에 상처가 심할 때, 구강 내 구강법을 적용할 수 없을 때 사용하는 인공호흡법으로 치아가 없는 아기에게 사용하기 적당하다.

구강 대 비강법의 단계

Step 1. 엄마는 한 손으로 아기의 이마를 누르고 다른 한 손으로는 아기의 턱을 들어 올려 아기의 입을 다물게 한다.

Step 2. 엄마는 숨을 크게 들이마신 뒤 입으로 아기의 코와 입을 덮어 공기를 불어넣는다.

Step 3. 이때 엄마는 아기의 코와 입으로 약 3초간 천천히 지속적으로 공기를 불어넣는다. 만약 너무 빠르게 불거나 세게 불어넣을 경우 공기가 아기의 위장으로 들어가 소화물이 역류하게 되어 기도가 막힐 수도 있으니 주의한다.

Step 4. 아기의 가슴이 올라가고 폐가 확장되면 아기의 코와 입에서 엄마의 입을 뗀 다음 아기가 숨을 내쉴 수 있도록 코와 입을 열어 준다.

Step 5. 아기의 가슴이 제자리로 돌아오면 다시 처음부터 반복한다.

34

자꾸 찡그리면서 다리를 가슴으로 끌어당길 때

엄마, 나 배가 불편해요

두 달 전 성수 엄마는 유선염 때문에 우리 클리닉을 찾아왔었다. 고인 젖이 염증성 젖으로 변한 데다 유두 상처까지 심해 아기에게 젖을 물리기는 힘든 상태였기에 유방 관리를 받는 동안 어쩔 수 없이 성수에게 분유를 먹여야만 했다. 다행히 꾸준한 유방 관리로 엄마의 유선염은 많이 호전되었고 문제없이 다시 모유 수유를 할 수 있게 되었다. 그런데 그로부터 몇 주 후 성수 엄마에게서 전화가 걸려 왔다.

"원장님, 우리 성수가 이상해요. 자꾸 찡그리면서 다리를 가슴으로 끌어당겨요. 성수가 왜 이러는 거죠?"

"모유 수유는 잘되고 있었고요?"

"사실 유선염 치료할 때 애가 분유를 먹으면서 유두 혼동이 왔는지 요새 젖을 잘 안 빨려고 해요. 그래서 요 며칠 분유와 모유를 번갈아 먹이긴 했는데……."

"혼유하는 건 좋은데, 당연히 아기 트림은 확실히 시켜 줬겠죠? 대충 넘어간 건 아니죠?"

"아, 그게…… 대충 넘어갈 때도 있긴 한데……."

아기가 인상을 쓰면서 찡그리거나 다리를 가슴으로 끌어당긴다면 가장 먼저 아기의 배 속이 불편한 것은 아닌지 체크해 보는 것이 좋다. 아기가 이런 베이비사인을 보낼 때는 주로 소화가 잘 되지 않거나 배에 가스가 찬 경우가 많은데, 분유를 먹거나 혼유를 하는 아기의 경우 이런 베이비사인을 자주 보내게 된다.

아기를 키우면서 한두 번쯤은 모유 수유를 중단하고 분유를 먹여야 하는 일이 생길 수밖에 없다. 이때 엄마가 주의해야 할 점은 분유를 먹이거나 혼유를 할 때 아기의 소화에 두 배 이상의 신경을 써주어야 한다는 것이다. 분유를 먹일 때도 천천히 오랜 시간을 두고 먹이는 것이 좋으며 소화를 시켜 줄 때도 트림시키는 올바른 자세로 오래도록 안고 등을 두드려 주는 것이 좋다183페이지 참고. 아무리 적은 양을 먹었다 하더라도 반드시 충분히 트림을 시켜 주어야 한다.

엄마, 나 기저귀 좀 봐주세요

하지만 아기가 얼굴을 자꾸 찡그리면서 다리를 가슴으로 끌어당기는 것은 기저귀가 불편할 때 보내는 베이비사인일 수도 있다. 특히 장마철에는 습한 날씨로 인해 기저귀를 젖은 채로 잠깐만 놔두어도 기저귀 발진이나 땀띠로 쉽게 번질 수 있기 때문에 엄마는 아기의 배변 타이밍을 항상 잘 기억해 아기가 젖은 기저귀를 차고 있지 않도록 해주어야 한다. 기저귀를 갈아 줄 때는 발진이나 땀띠가 없는지 확인하고 예방해 주는 것도 잊지 말자158페이지 참고.

아기가 똑같은 베이비사인을 보낸다고 할지라도 내 아기가 언제 대소변을 보았는지, 또 분유나 모유를 먹은 후에 소화는 잘 시켰는지 항상 관찰하고 기억해 두는 엄마라면 지금 내 아기가 원하고 있는 것이 무엇인지 보다 빨리 알아들을 수 있을 것이다.

35

자꾸 방귀를 뀌고 대변을 지릴 때

엄마, 분유모유 상태 좀 확인해 주세요

아기가 방귀를 자주 뀐다는 것은 일차적으로 속이 좋지 않다는 베이비사인이다. 그리고 아기가 속이 좋지 않다는 것은 무엇보다 아기가 먹은 음식에 문제가 있어서일 확률이 가장 높다. 아기가 먹는 음식은 오로지 모유 아니면 분유이기에 아기가 방귀를 자주 뀐다는 것은 모유나 분유에 이상이 생겼다는 뜻이다.

모유 수유를 하는 아기가 방귀를 자주 뀌고 기저귀에 자꾸 대변을 지린다면 모유의 유질이 좋지 않아 생기는 일이므로 엄마는 유두를 청결하게 관리하고 유방 마사지 등으로 유선을 원활하게 해주어 최상의 유질을 가진 모유가 나올 수 있도록 항상 신경 쓰도록 한다.

또한 앞에서도 이야기했듯이 이런 증상을 보이는 이유는 대부분 '분유 부작용'일 때가 많다. 분유는 소젖이다. 아무리 좋은 분유라 해도 엄마의 젖만큼 좋을 수는 없다. 소화 기관이 약한 아기이거나 컨디션이 좋지 않은 날이면 아기는 분유를 잘 소화해 내지 못할 수도 있다.

아기의 배 속에 가스가 너무 많이 차있어 아기가 힘들어할 경우에는 치리리 한 다음 정도 분유를 먹이지 않고 굶기는 것이 낫다. 어느 정도 아기 배가 편안해진 것 같으면 분유의 양을 줄이고 농도를 옅게 조절해 먹이도록 한다.

또 아기의 체질에 따라 분유에 들어가 있는 특정 성분을 선천적으로 소화해 내지 못할 수도 있기 때문에 아기가 방귀를 자주 뀌면서 기저귀에 대변을 지리는 횟수가 급격히 잦아지면 반드시 병원을 찾아 적절한 조치를 취하도록 한다.

다시 한 번 강조하지만 아기가 방귀를 자주 뀌는 것은 절대 좋은 일이 아니다. 그 어떤 정보나 민간요법보다 정확한 것은 내 아기가 보내는 베이비사인임을 잊지 말자.

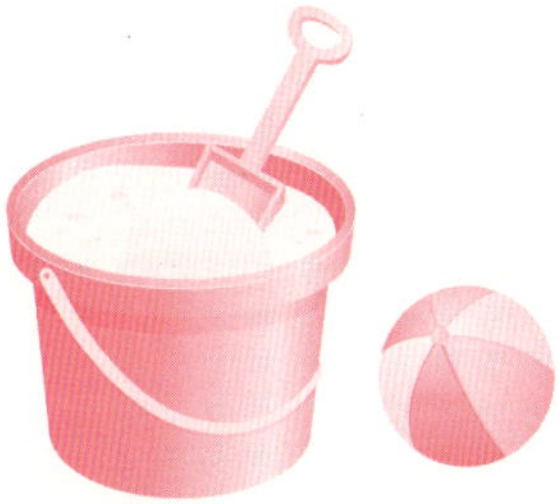

NOTE

:: 아기가 배탈 났을 때 **분유 농도 조절하는 법**

❶ 수돗물 팔팔 끓이기

분유를 타기 가장 좋은 물은 수돗물이다. 보리차나 정수기 온수보다는 수돗물을 100도에서 15분 이상 팔팔 끓여 준비하는 것이 좋다.

❷ 물 + 분유 3스푼 = 분유 80㎖

평소에는 물과 분유 4스푼을 합해 80㎖가 되게 하는 것이 적당하지만 아기가 속이 좋지 않을 때는 이보다 조금 옅게 탄다고 생각하고, 물과 분유 3스푼을 합해 80㎖가 되게 한다. 설사 중증도에 따라 더 묽게 타도 좋다.

❸ 분유 잘 섞기

분유를 섞을 때는 젖병을 위아래로 흔들지 말고, 젖병을 양손으로 잡고 양 손바닥을 비비듯 돌려 주는 것이 더 효과적이다.

❹ 온도 맞추기

아기에게 먹이기 적당한 온도는 30~40도로, 엄마의 손목 안쪽에 분유를 몇 방울 떨어뜨려 약간 따뜻하다고 느끼는 정도면 알맞다.

36

힘없이 축 늘어져 있을 때

엄마, 나 졸려요

토요일 밤 아홉 시가 넘은 시각, 주말 부부인 하은 엄마와 아빠가 클리닉을 찾았다. 방송국에서 일하는 하은 아빠가 갑작스레 지방으로 발령이 나자 이들 부부는 어쩔 수 없이 하은 엄마 혼자 출산 준비를 하고 아기를 낳아 키우며 주말 부부로 지내고 있었다. 아이를 그것도 갓난아기를 혼자 키우는 것이 어디 보통 일인가. 젊은 엄마의 고생이 애잔해 조금이라도 더 도와주고 싶은 마음이 절로 들었다. 그런데 유방 마사지를 받으러 온 하은 엄마는 걱정스러운 표정으로 하은이만 안고 있었다.

"하은이가 조금 이상한 것 같아요, 원장님. 아까부터 젖도 안 먹고 계속 기운 없이 축 늘어져 있어요. 얘가 어디 아픈 건가?"

"언제부터 그랬는데요?"

"1시간 정도 된 것 같아요. 처음에는 머리를 쥐어뜯으면서 눈을 막 비비더니, 지금은 이렇게 축 늘어져만 있네요."

나는 옅은 미소를 지으며 하은 엄마에게 말했다.

"하은이가 아빠 오면 보고 자려고 기다린 것 같은데? 걱정하지 말고 꼭 안아서 재워 보세요. 하은이 지금 졸려서 그런 것 같으니까."

아기가 힘없이 축 늘어져 별다른 반응을 보이지 않을 때 엄마라면 누구나 '우리 아기가 어디 아픈 건 아닐까?' 하는 걱정이 가장 먼저 들 수밖에 없을 것이다. 하지만 아기가 힘없이 늘어지기 전에 눈을 비비고 머리를 쥐어뜯거나 발버둥을 쳤다면 그것은 "엄마, 나 지금 졸려요" 하는 베이비사인일 가능성이 높다.

아기의 하루를 되짚어 봤을 때 특별한 문제가 없다면 이럴 때 아기를 꼭 안아 토닥토닥 두드려 주며 깊은 잠에 들도록 해주자178페이지 참고. 아기가 숙면을 취할 수 있는 절호의 기회일 수 있다.

엄마, 나 몸이 안 좋아요

하지만 아기가 잠을 재워도 도무지 자려고 하지 않고 계속 기운 없이 축 늘어져 있기만 한다면 어떻게 해야 할까?

엄마는 가장 먼저 아기의 몸 상태를 체크해 보는 것이 좋다. 우선 체온계로 아기의 체온을 확인하여 미열이 있는지 없는지를 확인하고, 만약 미열이 있다면 체온을 떨어뜨리기 위한 적절한 조치를 취하도록 한다198페이지 참고. 2시간 간격으로 아기 체온을 체크해 보고 그래도 체온이 떨어지지 않는다면 반드시 병원을 찾는 것이 좋다.

아기들은 저마다 성격이 다르고 체질이 다르며 생활 습관과 표현 방식도 모두 다르다. 아플 때 울고 보채는 아기가 있는가 하면 기운 없이 늘어져 있는 아기도 있다. 그렇기에 평상시에 내 아기의 체질과 습관을 잘 관찰하고 기억해야만 내 아기가 보내는 베이비사인을 알아들을 수가 있는 것이다. 내 아기의 행동을 읽는 것은 바로 내 아기의 마음을 읽는 것이다.

37

자꾸 등을 곧추세울 때

엄마, 좀 더 편안하게 안아 주세요

초보 엄마들은 물론이고 세상의 모든 엄마라면 아기의 행동에 대한 명확한 원인과 해결책을 원한다. 말 그대로 '베이비사인 정답지'를 원하는 것이다. 하지만 모두 알다시피 세상에 그런 것은 없다. 다만 세상에는 '베이비사인 잘 읽는 엄마'가 있을 뿐이다. 내 아기의 성격과 체질, 그리고 내 아기만이 갖는 특징과 습관을 잘 아는 엄마가 베이비사인을 잘 읽을 수 있고, 베이비사인을 잘 읽는 엄마야말로 내 아기의 행동에 대한 원인과 해결책을 가장 빨리 찾아낼 수가 있을 것이다.

아기가 자꾸 등을 곧추세우는 행동 역시 아기의 특징과 환경에 따라 그 원인과 답을 찾아볼 수 있다. 우선 엄마 품에 안긴 상태에서 자꾸 등을 곧추세우는 행동을 한다면 안긴 자세가 불편해서일 확률이 가장 높다.

아기를 안을 때에는 반드시 아기 목이 C자형이 되도록 단단히 받쳐 주면서 엄마의 팔로 아기의 척추 라인을 지탱해 주어야 한다 81페이지 참고.

아기가 엄마 품에서 편안히 안겨 있지 못하고 자꾸 등을 곧추세우며 불편해한다면 차라리 아기를 바닥에 잠시 내려놓자. 그런 다음 엄마가 처음부터 자세를 다시 잡아 아기를 바르게 안는 것이 좋다.

엄마, 나 지금 너무 배불러요

아기가 수유한 지 얼마 되지 않았을 때 이와 같은 행동을 보인다면, 아기가 너무 배부르거나 소화가 안 되어서일 수도 있다. 만약 이럴 때 엄마가 평소에 아기가 배부를 때의 표정을 잘 알고 있다면 베이비사인을 보다 쉽게 알아들을 수 있을 것이다.

아기들은 대체로 만족하게 수유를 했을 때는 편안한 표정을 짓는다. 하지만 젖을 너무 많이 먹었거나 모자라게 먹었을 때는 얼굴을 찡그리거나 입을 빼끔거리며 불편한 표정을 지을 경우가 많다.

이때 역시 아기마다 표정이 다르고 보이는 행동이 제각기 다르기 때문에 엄마는 내 아기의 수유 전과 후의 표정을 관찰하고 기억해 두는 것이 중요하다.

아기가 너무 배불러서 몸을 버둥거리듯 등을 곧추세운다면 트림을 시키는 올바른 자세로 다시 충분히 트림을 시켜 주도록 한다183페이지 참고.

엄마, 나 지금 추워요

마지막으로 아기가 자꾸 등을 곧추세울 때는 "나 지금 추워요"라는 뜻일 수도 있다. 신생아는 면역 기능이 아직 발달하지 않은 데다 외부의 작은 변화에도 크게 영향을 받을 수 있다. 따라서 아기가 생활하는 공간의 환경을 항상 일정한 온도와 습도로 유지해 주는 것이 중요하며 아기가 현재 계절에 맞는 옷차림을 하고 있는지도 점검해 주도록 한다186~189페이지 참고.

특히 환기를 위해 창문을 열어 둘 때 아기가 찬바람을 맞지 않도록 주의해야 한다. 이때는 아기를 다른 방으로 옮겨 놓은 후에 방

안을 환기시키는 것이 좋으며 환기가 끝난 후에도 방 안의 공기가 여전히 차갑기 때문에 창문을 닫은 후 10~20분이 지난 다음 아기를 데려오는 것이 좋다.

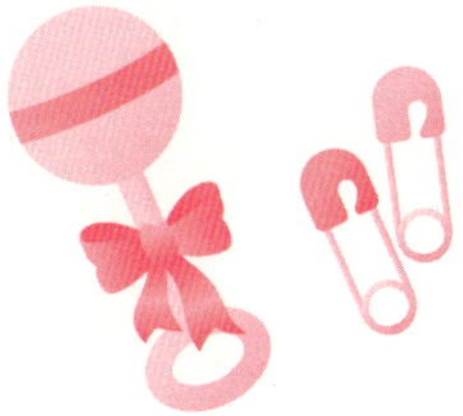

38

손이나 주먹을 빨 때

엄마, 배가 고파요

아기는 간혹 자기 손가락이나 주먹을 빠는 행동을 할 때가 있다. 엄마들은 대개 아기가 이런 행동을 할 때면 걱정부터 앞선다. 혹여 손에 있는 세균이나 그 밖의 이물질이 아기 입안에 들어갈까 봐 염려되는 마음에서다. 하지만 아기가 이런 행동을 할 때마다 엄마는 아기 입에서 손을 빼내는 데에만 급급할 것이 아니라 아기가 왜 이런 베이비사인을 보내는지 그 원인부터 유추해야 한다.

아기가 갑자기 자기 손가락이나 주먹을 빠는 행동을 할 때는 가장 먼저 배가 고파서 그런 것은 아닌지 확인해 보는 것이 좋다. 아기의 수유 텀은 보통 3시간 간격이지만 아기들은 저마다 체질이 다르고 소화 능력이 다르고 생활 습관이 다르다. 따라서 엄마는 내 아기의 수유 텀을 잘 기억하고 또 기록해 두면서 아기가 배고파할 타이밍은 아닌지, 아기가 이런 행동으로 배고픔을 표시하고 있는 것은 아닌지 확인하는 것이 중요하다.

엄마, 내 몸이 신기해요

하지만 아기의 이런 행동은 반드시 배가 고파서 그런 것만이 아니라 아기의 인지 능력 발달과 연관이 있을 수도 있다.

아기는 출생 직후 반사 작용에 가까운 인지 능력만을 보이다가 차츰 개월 수가 올라가면서 움직이는 물건이나 소리가 나는 방향으로 눈을 돌리기도 하고 고개를 돌리기도 하며 눈앞의 물건을 움켜쥐기도 하는 등 인지 능력이 발달하게 된다.

이때 아기는 자기의 손을 인식하게 되며 그 손을 바라보면서 초점을 맞추거나 빨기도 하는 등 자신의 몸을 확인하는 행동을 하게 되는데, 이런 행동을 통해 아기의 신경회로가 빠르게 발달하면서 아기의 뇌가 성장하는 데 큰 도움을 받는다.

따라서 아기가 자기의 손이나 주먹을 빠는 행동은 아기의 인지 능력이 발달해 가는 자연스러운 현상으로 아기가 자기의 몸을 알아 가는 과정이라고 볼 수 있기에 엄마는 크게 걱정하지 않아도 된다.

엄마, 나랑 놀아 주세요

아기가 자신의 손이나 주먹을 빠는 또 다른 이유로는 욕구 충족으로 인한 행동일 경우도 있다. 엄마랑 놀고 싶거나 어떤 자극이 필요할 때 아기는 그 대체제로서 자신의 손이나 주먹을 빠는 행동을 하게 되는 것이다.

이럴 때 엄마는 아기와 눈을 맞추고 대화를 하면서 아기에게 긍정적인 자극이 될 수 있도록 이끌어 주는 것이 중요하다195페이지 참고. 이와 같은 행동은 아기의 정서 발달과 인지 능력 향상에 도움이 될 뿐만 아니라 아기와의 깊은 유대감 형성에도 좋은 영향을 미칠 수 있다.

사실 엄마의 입장에서 본다면 내 아기가 입에 손을 넣는 행동이 마냥 좋게만 보이지 않을 수 있다. 하지만 아기의 베이비사인에 대한 정보를 미리 숙지하고 있는 엄마라면 이런 걱정에서 보다 자유로울 수 있다. 또 아기의 인지 능력을 키워 주는 여러 가지 방법에 대해서도 미리 준비해 둘 수 있는 여유도 가질 수 있게 된다. 결국 베이비사인을 아는 엄마야말로 준비된 엄마가 될 수 있는 것이다.

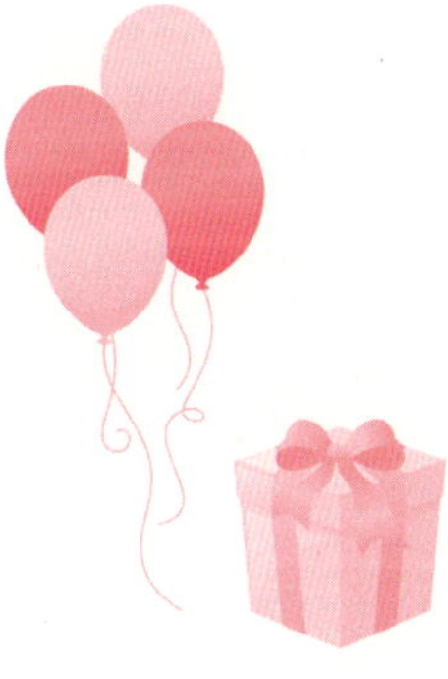

NOTE

:: 생후 0~6개월 **신생아 인지 발달 놀이**

생후 0~6개월 때에는 아기의 오감을 자극하는 놀이를 통해 인지 능력 발달에 도움을 주는 것이 좋다. 모빌에 시선을 맞추고 또 움직이는 모빌을 따라 시선을 옮기는 등의 행동은 아기의 시각 추적 능력을 발달시키면서 아기의 두뇌 성장과 신경 발달을 촉진한다.

Step 1. 엄마는 아기 침대 위에 모빌을 달아 준다. 맨 처음 모빌과 아기와의 거리는 20~30㎝의 높이가 적당하다.

Step 2. 0~1개월 때는 빛이 반사되지 않는 흑백 모양의 모빌이 좋으며 2~3개월 이후에는 색깔이 있는 것으로 바꿔 주는 것이 좋다.

Step 3. 엄마는 아기에게 말을 하면서 모빌을 조금씩 흔들어 준다. 이때 아기가 모빌에 시선을 맞추는지 살펴본다.

Step 4. 아기의 활동성이 많아지면 엄마는 모빌에 아기가 좋아하는 인형이나 장난감을 묶어서 아기의 손이나 발이 닿을 위치만큼 오게 해준다. 아기가 모빌을 움직이거나 손을 뻗어서 잡고 놀 수 있도록 유도해 준다.

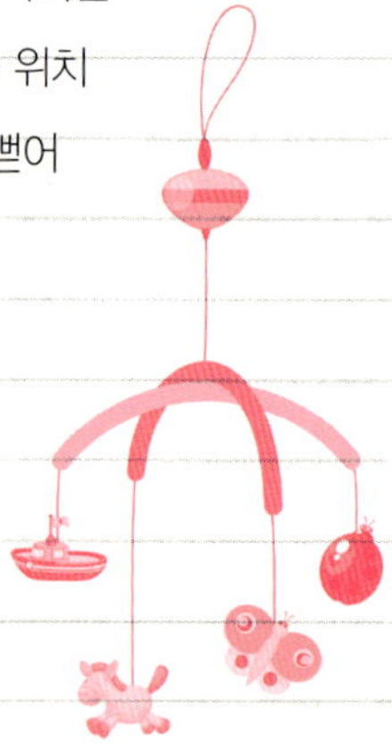

39

주먹 쥔 손을 귀에 대거나 몸을 과도하게 움직일 때

엄마, 나 쉬고 싶어요

세상에 귀하지 않은 아기가 어디 있겠냐마는 40대 초반에 어렵게 첫 아기를 가진 은혜 엄마는 그 어떤 산모보다 아기의 일거수일투족에 민감하게 반응하고 걱정하는 늦깎이 엄마였다. 산전 교육은 물론 모유 수유 훈련부터 유방 마사지까지 육아의 기초가 되는 모든 과정을 꼼꼼하게 모두 마친 은혜 엄마는 틈나는 대로 클리닉을 찾아와 이런저런 육아 이야기를 나누곤 했다. 몹시도 더운 어느 날, 은혜 엄마는 근심이 가득한 목소리로 클리닉에 전화를 걸어 왔다.

"우리 은혜가 자꾸 힘들어하는데 제가 뭘 어떻게 해줘야 할지 모르겠어요, 원장님."

"힘들어하다니? 도대체 어떻게 하는데 그래요?"

"자꾸 몸을 비틀고 온몸을 비비 꽈요. 꼭 괴로워하는 것처럼요. 어쩔 때는 주먹으로 귀를 막는 것처럼 자세를 취하기도 하고 자기 얼굴이랑 머리를 막 쥐어뜯을 때도 있어요. 우리 은혜가 왜 그러는 걸까요? 아니, 이럴 때 어떻게 해줘야 되는 거예요?"

"은혜 엄마는 워낙 모범생이니까 트림시키기나 기저귀 확인은 기본으로 했겠죠?"

"그럼요. 혹시나 옷 속에 머리카락 같은 게 들어가서 간지러워 저러나 싶어서 옷도 갈아입혀 봤는걸요. 하지만 아무 소용 없었어요. 오히려 울기만 해요. 매일 오후만 되면 저러니, 도무지 뭘 어떻게 해야 될지 모르겠어요."

"네? 오후만 되면 그런다고요?"

"네, 거의 오후에만……."

"멀쩡한 애가 모범생 엄마 덕에 괜히 병원 갈 뻔했네. 걱정 말고 아기 푹 재워 줘요, 은혜 엄마. 은혜 지금 졸려서 그런 것 같으니까."

아기들이 잠이 올 때 보이는 행동은 다양하다. 평소에 움직임이 많은 아기라면 피곤하거나 쉬고 싶을 때 다른 아기들보다 더 강하게 몸을 움직이기도 한다. 은혜가 바로 그런 경우라고 볼 수 있는데, 아기가 주먹 쥔 손을 얼굴이나 귀에 가져다 대거나 몸을 과도하게 움직이는 베이비사인은 쉬고 싶거나 자고 싶을 때 보이는 행동일 경우가 많다.

엄마가 아기를 키우면서 가장 힘들어하는 문제 중 하나는 바로 아기의 수면에 관한 문제일 것이다. 엄마는 우리 아기가 잠이 올 때가 언제인지, 아기가 잠들기 직전에 어떤 행동을 하는지 잘 파악하고 있어야만 한다. 만약 엄마가 아기의 베이비사인을 잘 파악해 두지 못한다면 은혜 엄마의 경우처럼 막 잠이 들려는 아기한테 괜히 트림을 시키고 기저귀를 갈아 주는 등 오히려 잠을 깨우게 되는 실수를 저지를지도 모르기 때문이다.

아기가 주먹 쥔 손을 얼굴이나 귀에 가져다 대거나 몸을 과도하게 움직이는 행동을 보일 때는 아기를 꼭 안아서 토닥토닥 두드리며 깊은 잠에 들도록 유도해 주자. 더불어 아기의 수면 환경에 대해서도 다음과 같은 사항을 점검해 보도록 한다.

첫째, 일정한 시간에 잠들 수 있도록 만들어 주는 것이 좋다. 아기의 수면 습관은 곧 아기의 생활 습관을 좌우한다고 해도 과언이 아니기 때문이다.

둘째, 아기가 잠들기 좋은 조도와 온도를 유지해 주도록 한다. 알맞은 조도와 온도는 수면의 질을 결정하는 주요인으로, 자칫 조명을 밝게 켜두거나 방 안의 온도를 일정하게 유지하지 못할 경우 아기가 쉽게 잠들지 못할 수 있고, 설사 잠이 든다 하더라도 숙면을 취하지 못한 채 계속 자다 깨다를 반복하여 아기의 컨디션에 나쁜 영향을 끼칠 수도 있다.

셋째, 소음으로 인해 아기가 수면에 방해받지 않도록 주의한다. 만약 어쩔 수 없는 생활 소음으로 인해 아기가 쉽게 잠들지 못한다면 클래식이나 오르골 연주 자장가 등의 음악을 잔잔하게 들려주는 것도 좋다.

몸으로 말을 많이 하는 아기는 엄마와의 유대감도 더 자주, 더 깊이 나눌 수 있다. 아기가 몸으로 하는 말에 귀를 기울이는 엄마가 되자.

40

아기 얼굴은 편안한데 움직임이 없을 때

엄마, 나 지금 마사지해 주세요

온종일 아기와 함께 시간을 보내는 엄마가 가장 두려워하는 순간은 아기가 보채거나 울 때가 아니라 오히려 아기가 아무런 움직임이 없는 순간일 것이다. 울음으로 자신의 의사를 표현하던 아기가 갑자기 울지 않거나 잠잠해지면 엄마들은 순간적으로 '우리 아기가 어디 이상이 있나? 갑자기 어디가 아픈 건가?' 하고 생각하기 마련이다. 얼마 전 유방 마사지를 받고 돌아간 가람 엄마도 이런 문제로 클리닉으로 전화를 걸어 왔다.

"원장님, 우리 가람이가 움직임이 없어요. 그렇게 자주 칭얼대던 애가 가만히 있으니까 갑자기 불안한 거 있죠. 어디 아픈 건 아니겠죠?"

"움직임이 없다고요? 졸려서 그런 것 같진 않고요?"

"자고 일어난 지 얼마 되지도 않는걸요. 눈도 졸린 눈은 아니에요. 그냥 말똥말똥 저만 바라보고 있어요."

"가람 엄마, 걱정하지 마세요. 가람이 얼굴이 엄마를 또렷이 보고 편안하다면 문제없는 거니까. 이럴 때 베이비 마사지를 해주면 아기가 좋아할 거예요. 얼른 전화 끊고 시도해 봐요."

아기가 갑자기 움직임이 없어졌다 해도 얼굴이 편안해 보인다면 크게 걱정할 일은 아니다. 만약 아기가 몸이 좋지 않거나 무언가 불편하다면 아기는 반드시 얼굴 표정으로 베이비사인을 보내기 마련이다. 가람이처럼 몸의 움직임은 없지만 아기 얼굴이 편안한 상태라면 엄마는 이때를 놓치지 말고 반드시 해야 할 것이 있다. 지금이 바로 아기의 기분이 좋아지는 베이비 마사지를 해줄 최적의 타이밍이기 때문이다.

베이비 마사지는 아기의 기분을 좋게 해주는 것은 물론이고 혈액 순환 및 신경 발달에도 도움을 준다. 무엇보다 엄마의 손과 아기의 몸이 맞닿는 피부 접촉만으로도 아기는 안정감을 느끼며 정서 발달에 긍정적인 영향을 받게 된다.

아기에게 베이비 마사지를 해주기 좋은 또 하나의 타이밍은 목욕을 한 직후이다. 따뜻한 목욕물로 이완된 신경에 부드럽게 마사지를 해주면 아기의 신체 발달 및 신진대사에도 도움이 된다.

아기가 말똥말똥한 눈으로 엄마를 바라보며 눈으로 말을 걸어 올 때는 멀뚱하니 아기만 바라보고 있지 말고 아기에게 베이비 마사지를 해주는 센스 있는 엄마가 되자.

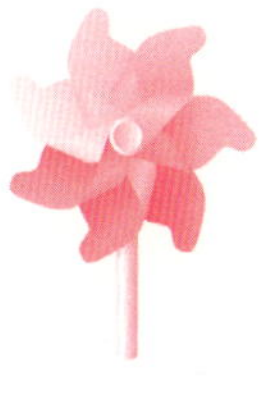

NOTE

베이비 마사지법

상체

Step 1. 아기가 추위를 느끼지 않을 정도의 공간에서 판판한 곳에 아기를 바르게 누인다목욕 후라면 반드시 물기를 완전히 닦아 준다.

Step 2. 아기가 엄마의 얼굴을 볼 수 있도록 자세를 잡아 준 다음 아기를 감싸고 있는 수건이나 옷을 상체만 벗긴다.

Step 3. 엄마의 양손에 로션이나 베이비오일을 한 번만 펌핑한 다음 아기의 가슴과 배, 양쪽 팔에 부드럽게 발라 준다.

Step 4. 아기의 가슴에서 배까지 엄마의 양손으로 하트 모양을 만들면서 부드럽게 마사지한다.

Step 5. 아기의 허리 양쪽을 바깥쪽에서 안쪽으로 쓸어 모아 배 위로 올려 주고 원을 그리며 다시 내려온다.

Step 6. 목에서부터 어깨, 팔까지 부드럽게 문질러 주며 중간중간 지그시 눌러 준다.

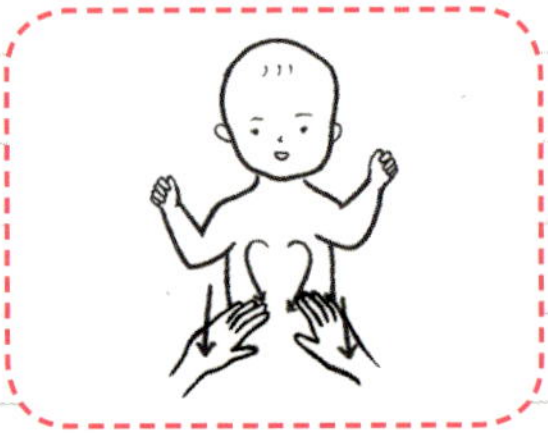

상체 Step 4

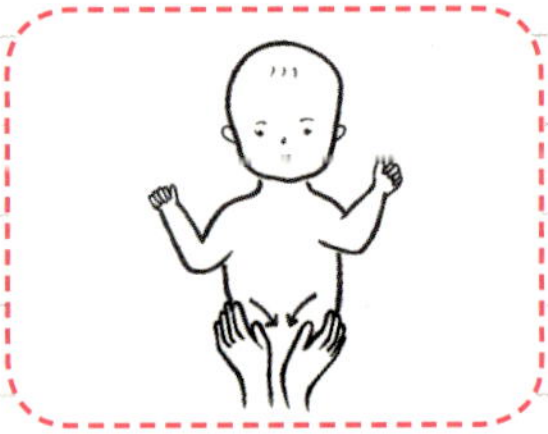

상체 Step 5

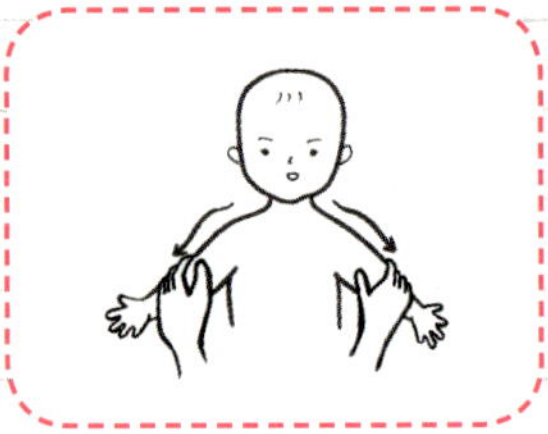

상체 Step 6

하체

Step 1. 아기의 상체는 다시 수건이나 옷으로 감싸 주고 하체만 벗긴다.

Step 2. 엄마의 양손에 로션이나 베이비오일을 한 번만 펌핑한 다음 아기의 허벅지와 엉덩이, 종아리에 부드럽게 발라 준다.

Step 3. 한 손으로 아기의 발목을 잡은 다음 다른 손으로 다리 전체를 위아래로 움직이며 쓸어 준다.

Step 4. 반대쪽 다리도 같은 방법으로 마사지한다.

Step 5. 아기 몸을 천천히 돌려 엎드린 자세로 만든다.

Step 6. 한 손으로는 아기의 등을 잡고 다른 손으로 허리부터 뒷다리까지 마사지하듯 주물러 주면서 내려온다.

Step 7. 아기 등을 손끝으로 빗질하듯 가볍게 쓸어내린다.

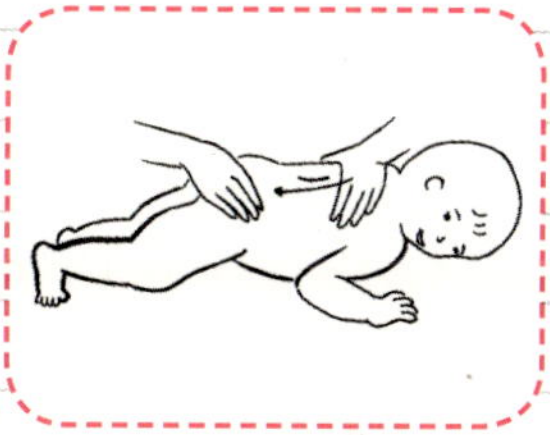

하체 Step 6

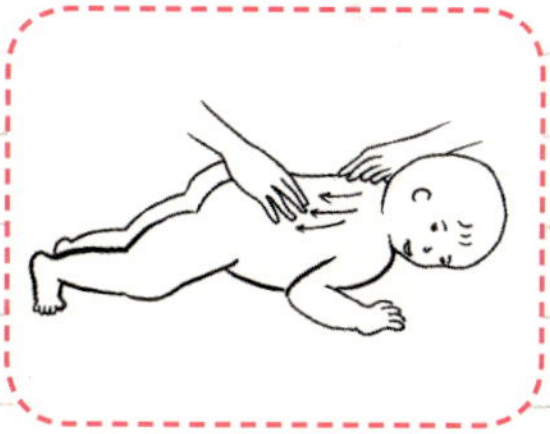

하체 Step 7

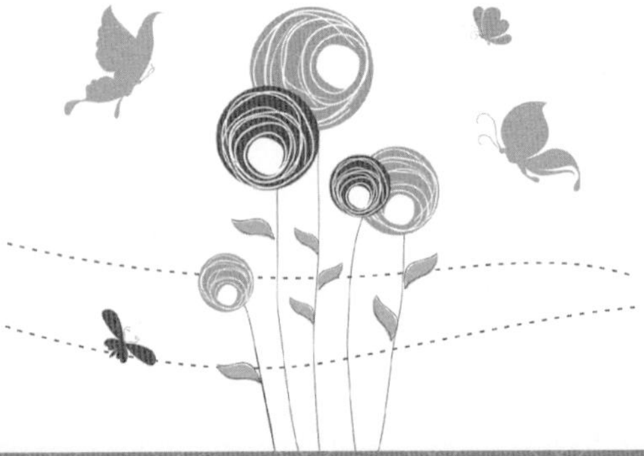

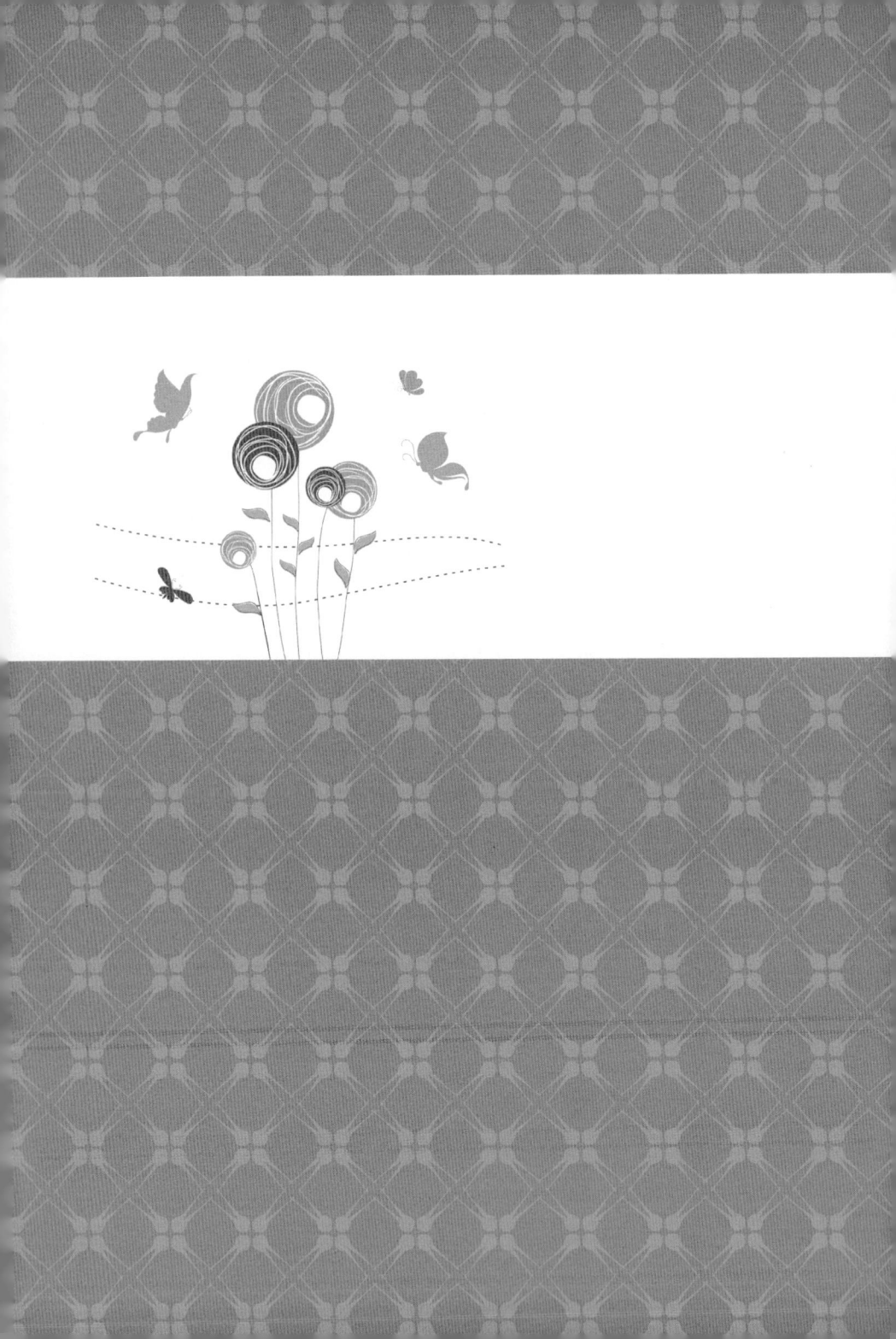

부록

(예시)

우리 아기 하루 일과 **베이비 플래너**

년 월 일 (생후 3 일)

시간		수유		배변 및 소화				수면	목욕	투약	비고
시	분	모유(분)	분유(CC)	소변	대변	설사	구토				
AM 7	30	20									
9	00			✓							
10	30	30									
PM 12	30							✓			2시간 푹 잠
1	00										
2	00	30									
2	30				✓						대변에서 녹색이 남
5	00	20					✓				
5	00			✓							
7	30	20							✓		안 울고 목욕 잘함
10	30	30									
12	30	20									
12	30				✓						여전히 대변이 녹색
AM 4	00	30									
4	00			✓							
6	00							✓			밤에 칭얼거리고 잘 못 잠

오늘의 베이비사인	아기가 낮잠 잘 때 꼭 숨을 안 쉬는 것 같아서 깜짝 놀랐다. 깨울까 말까 고민했는데, 아기가 갑자기 숨을 푹 내쉬어서 겨우 진정. 잘 먹고 푹 잠들었을 때는 꼭 숨 안 쉬는 것처럼 곤히 자서 엄마를 깜짝 놀라게 하는 우리 아기.

체온 : 37℃

체중 : 3.6kg

투약 여부(투약 종류) : 없음

총 수유 횟수 : 8회

총 배변 횟수 : 소변 (3)회, 대변 (2)회

(복사해서 매일매일 기록해 보세요.)

우리 아기 하루 일과 **베이비 플래너**

년　　월　　일　　　　　　(생후　　일)

시간		수유		배변 및 소화				수면	목욕	투약	비고
시	분	모유 (분)	분유 (CC)	소변	대변	설사	구토				

오늘의 베이비사인	

체온 :

체중 :

투약 여부(투약 종류) :

총 수유 횟수 :

총 배변 횟수 : 소변 (　　)회, 대변 (　　)회

(예시)

우리 아기가 울 때 **울음 체크 리스트**

년 월 일 (생후 15 일)

체크할 사항	체크란	베이비사인 간단 팁
기저귀는 확인했나?		아기가 울면 가장 먼저 기저귀를 확인해 보는 습관을 들인다. 231p
마지막으로 수유한 지 얼마나 지났나?		무조건 젖을 물리지 말고 수유 텀을 체크한 후에 수유할 시간이 맞으면 수유한다. 90p
너무 오랫동안 혼자 두었던 것은 아닌가?		아기와 눈을 맞추며 품에 꼭 안아 주면서 정서적으로 안정감을 준다. 195p
오늘 충분히 깊은 잠을 잤는가?		가수면 상태로 자다 깨다 하지 않도록 진수면에 들 때까지 오래도록 안아 준다. 178p
배 모양은 살펴보았나?		불룩 솟아 있으면 배 마사지로 소화를 도와준다. 151p
안긴 자세가 불안정한 것은 아닌가?	✓	목과 척추 라인을 단단히 고정해서 다시 안아 준다. 81p
같은 자세로 너무 오랫동안 있지는 않았나?		뒤로 안기, 옆으로 안기 등 여러 가지 자세로 바꾸어 본다. 166p
방귀를 자주 뀌거나 대변을 지리지는 않았나?		유관이 막혀 고인 젖을 먹진 않았는지 유방의 문제점을 체크한다. 148p
엉덩이에 발진이나 땀띠가 나지는 않았나?		엉덩이를 깨끗이 닦인 후 바람을 쐬어 쉬게 해준다. 161p
트림은 확실히 시켜 주었나?		올바른 자세로 다시 트림을 시켜 준다. 183p
실내 온도가 너무 덥거나 춥지는 않나?		적당한 환기와 습도 조절로 계절에 맞는 실내 온도를 유지한다. 186p
속싸개나 이불로 너무 꽁꽁 싸맨 것은 아닌가?		통풍이 잘되어 체온 조절에 용이할 수 있도록 여유를 두고 덮어 준다. 230p
주변에 소음은 없나?		아기가 쉴 수 있는 환경을 만들되 생활 소음이 있다면 클래식이나 자장가를 은은하게 들려준다. 266p
미열이 있거나 몸을 떨지는 않나?		아기 옷을 벗기고 미지근한 물수건으로 온몸을 닦아 준다. 198p
혹시 잠들려고 하는데 깨운 것은 아닌가?		계속 칭얼거려도 오래도록 품에 안고 잠들 때까지 달래 준다. 265p

우리 아기 베이비사인 기억하기	자세가 불편하면 바로 울고 보채는 우리 아기. 아기가 안긴 상태에서 이유 없이 보챌 때는 바닥에 내려놓았다가 다시 허리와 목을 잘 받쳐서 안아 주자.

(복사해서 체크해 보세요.)

우리 아기가 울 때 **울음 체크 리스트**

년 월 일 (생후 일)

체크할 사항	체크란	베이비사인 간단 팁
기저귀는 확인했나?		아기가 울면 가장 먼저 기저귀를 확인해 보는 습관을 들인다. 231p
마지막으로 수유한 지 얼마나 지났나?		무조건 젖을 물리지 말고 수유 텀을 체크한 후에 수유할 시간이 맞으면 수유한다. 90p
너무 오랫동안 혼자 두었던 것은 아닌가?		아기와 눈을 맞추며 품에 꼭 안아 주면서 정서적으로 안정감을 준다. 195p
오늘 충분히 깊은 잠을 잤는가?		가수면 상태로 자다 깨다 하지 않도록 진수면에 들 때까지 오래도록 안아 준다. 178p
배 모양은 살펴보았나?		불룩 솟아 있으면 배 마사지로 소화를 도와준다. 151p
안긴 자세가 불안정한 것은 아닌가?		목과 척추 라인을 단단히 고정해서 다시 안아 준다. 81p
같은 자세로 너무 오랫동안 있지는 않았나?		뒤로 안기, 옆으로 안기 등 여러 가지 자세로 바꾸어 본다. 166p
방귀를 자주 뀌거나 대변을 지리지는 않았나?		유관이 막혀 고인 젖을 먹진 않았는지 유방의 문제점을 체크한다. 148p
엉덩이에 발진이나 땀띠가 나지는 않았나?		엉덩이를 깨끗이 닦인 후 바람을 쐬어 쉬게 해준다. 161p
트림은 확실히 시켜 주었나?		올바른 자세로 다시 트림을 시켜 준다. 183p
실내 온도가 너무 덥거나 춥지는 않나?		적당한 환기와 습도 조절로 계절에 맞는 실내 온도를 유지한다. 186p
속싸개나 이불로 너무 꽁꽁 싸맨 것은 아닌가?		통풍이 잘되어 체온 조절에 용이할 수 있도록 여유를 두고 덮어 준다. 230p
주변에 소음은 없나?		아기가 쉴 수 있는 환경을 만들되 생활 소음이 있다면 클래식이나 자장가를 은은하게 들려준다. 266p
미열이 있거나 몸을 떨지는 않나?		아기 옷을 벗기고 미지근한 물수건으로 온몸을 닦아 준다. 198p
혹시 잠들려고 하는데 깨운 것은 아닌가?		계속 칭얼거려도 오래도록 품에 안고 잠들 때까지 달래 준다. 265p

우리 아기 베이비사인 기억하기	

(예시)

우리 아기만의 **베이비사인 다이어리**

년 월 일 (생후 15 일)

날짜	아기의 행동	엄마의 대처	아기의 반응	베이비사인 기억하기
2015. 2. 4. (생후 7일)	딸꾹질을 함	수건을 머리에 씌워 살짝 묶어 줌	효과 없음	딸꾹질을 하면 젖을 빨게 해서 진정시키자.
		젖을 물려 수유함	딸꾹질을 멈춤	
2015. 2. 20. (생후 23일)	계속 울고 보챔	수유를 시도함	거부	이유 없이 울면 수유 텀 체크한 후에 안아서 달래자.
		오래 안아서 달램	15분 후 잠이 듦	
2015. 2. 23. (생후 26일)	자전거 타듯이 다리를 버둥거림	기저귀를 확인함	배변 없음	다리를 버둥거리면 잠자리가 불편한지 확인해 보자.
		이부자리를 다시 깔아 줌	버둥거림을 멈춤	

(복사해서 기록해 보세요)

우리 아기만의 **베이비사인 다이어리**

년 월 일 (생후 일)

날짜	아기의 행동	엄마의 대처	아기의 반응	베이비사인 기억하기

에필로그

클리닉을 찾아오는 엄마들을 보면
내가 처음 분만실에 누웠을 때가 떠오르곤 한다.
어쩌면 그리도 눈물이 쏟아지던지…….

새 생명의 경이로움으로 벅차오르던 눈물은
분명 엄마로서의 수고로움이 시작되었음을
알려 주는 것이기도 했다.

눈도 제대로 뜨지 못하는 아기를 내 가슴 위에 올려 주었을 때
왈칵 쏟아지던 그 눈물을,
꼬물꼬물 엄마 몸 위에서 움직이던 그 가슴 벅찬 감촉을,
버둥버둥 엄마 젖을 찾아 기어오르던 그 생명의 감동을,
나는 지금도 잊지 못한다.

아기를 키운다는 것, 부모가 된다는 것은
멀고도 힘겨운 여정이지만
분명한 것은 나에게 주어진 엄마로서의 이 숙명은
행복을 넘어, 수고로움을 넘어
생명을 위한 숭고한 작업이라는 사실이다.

이 숭고한 작업을 이루는 데 있어 나의 경험과 사랑이
예비 부모와 산모들에게 조금이나마 도움이 되기를 바라는 마음으로
이 글을 마친다.
이 또한 나의 숙명이라 여기면서…….

인덱스

〈 ㄱ 〉

꼬물꼬물옹알옹알

행.복.교.감

베이비사인

초판 1쇄 발행 | 2015년 3월 16일
초판 4쇄 발행 | 2023년 7월 3일

지은이 | 황명숙
발행처 | 마음지기
발행인 | 노인영
편　집 | 이상희 · 이초롱 · 김수현
디자인 | 라이트하우스
삽　화 | 강지나 · 강한나

등록번호 | 제25100-2014-000054(2014년 8월 29일)
주소 | 경기도 화성시 효행로 1337-26(반월동) 102동 1703호
전화 | 02-6341-5111　**FAX** | 0504-407-9149
이메일 | maum_jg@naver.com

※ 책 값은 뒤표지에 있습니다.
※ 잘못 만들어진 책은 바꿔 드립니다.

ISBN 979-11-952555-7-3 13590